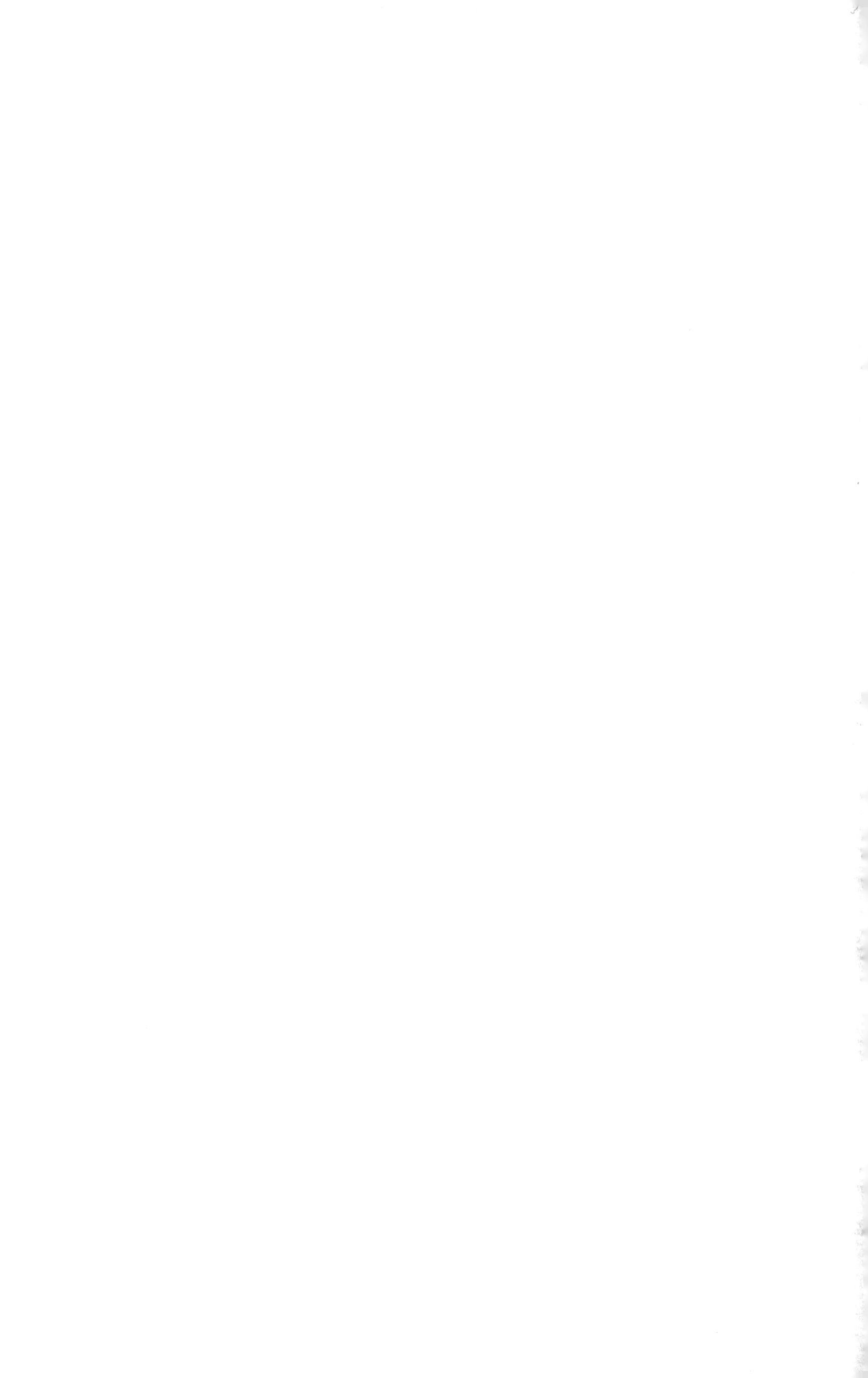

Hans-Ulrich Grimm

TÖDLICHE HAMBURGER

Hans-Ulrich Grimm

TÖDLICHE HAMBURGER

Wie die Globalisierung der Nahrung
unsere Gesundheit bedroht

S. Hirzel Verlag Stuttgart

Bibliografische Information der Deutschen Nationalbibliothek
Die Deutsche Nationalbibliothek verzeichnet diese Publikation
in der Deutschen Nationalbibliografie; detaillierte bibliografische
Daten sind im Internet über http://dnb.d-nb.de abrufbar.

ISBN 978-3-7776-2091-6

© 2010 S. Hirzel Verlag
Birkenwaldstraße 44, 70191 Stuttgart
Printed in Germany
Einbandgestaltung: deblik, Berlin
Druck & Bindung: Kösel GmbH & Co. KG, Krugzell

www.hirzel.de

Inhalt

1. Außer Kontrolle 7
Die Welt der neuen Nahrungsrisiken
Das Mädchen, das an einem Hamburger starb | Wie kamen die Bakterien in die Kekse von Nestlé? | Mikroben und Milliarden: warum sich Manager um die Gesundheit ihrer Kunden sorgen | Das Ganze ist ungesund | Bakterienterror: das Pentagon im Kampf gegen Erreger in Chilis und Spinat

2. Alarm im Darm 23
Der schwierige Kampf gegen die unsichtbaren Erreger
Als Aldi einmal ganz schnell den Räucherfisch aus dem Regal räumte | Plötzlicher Kindstod durch Bakteriengift aus Babygläschen | Weshalb australische Air-Force-Bomber plötzlich vom Himmel gestürzt sind | Pfanni-Püree und die Löcher in der Darmwand

3. Fliegende Holländer 35
Kantinenessen kann Ihre Gesundheit gefährden
Die heimlichen Ernährer der Nation | Eltern kämpfen gegen Massennahrung im Kindergarten | Fertigkost im Ristorante | Essen im Krankenhaus: Das haut den Gesündesten um | Bordverpflegung aus dem Plastiknapf: was die holländische Airline KLM ihren Passagieren zumutet

4. Insel ohne Palmen 51
Die weltweite Invasion der Dicken
Auch in der Südsee: Alle träumen vom Abnehmen | Die Kinder lieben Nestlé-Snacks aus Papua-Neuguinea | Abschied von der Kokosnuss | Die Coca-Kolonisierung der Welt: warum Nahrungsimporte die Leute fett und krank machen | Diabetes in China: die Krankheit der Chefs

5. Perverse Mixturen 65
Artwidriges Tierfutter macht Menschen krank
Eilends räumte der Filialleiter die Butter aus dem Regal | Der Bauer und das Supergift: Was steckt im Raiffeisen-Kraftfutter? | Die Bakterien sind schon im Trinkwasser – sogar in der Bergquelle | Warum das Kälbchen meint, Tiermehl schmecke wie Milch von Muttern | Lasst die Kühe grasen!

6. Springende Gene 81
Wer haftet für die neuen Risiken?
Coca-Cola und der Knabe, der an Knochenschwund litt | Wer krank wird ist selbst schuld, findet der Richter | Monster-Auberginen und der schnelle Sex der Bakterien: die unerwarteten Folgen der Gentechnik | Der Gen-Konzern rät manchen Leuten vom Verzehr seiner matschfesten Tomate lieber ab

7. Milchkuh Erwin 95
Künstliche Hormone in der Nahrung machen dick und unfruchtbar
Die transsexuellen Fische und das Busenwunder in der Schweiz | Geschlechtshormone aus dem Babygläschen | Droht der Menschheit die »chemische Kastration«? | Hormonstörer als Dickmacher | Ein Mord auf freiem Feld | Unter Hormonverdacht: Mineralwasser aus Plastikflaschen

8. Goldener Windbeutel 113
Nur die Verpackung zählt: vom Wert der Industriekost
Übergewichtig und gleichzeitig unterernährt | Lebensmittelwüsten breiten sich aus – mitten in den hochentwickelten Ländern | Warum Supermärkte Frische nicht sehr lieben | Teurer Mangel: Wenig Nährstoffe in Pfanni-Püree und Landliebe-Fruchtjoghurt? | Schneller sterben – dank der Extraportion Vitamine

9. Delle in der Dose 135
Werbung und Wahrheit
Wie McDonald's einmal eine Werbelüge zurückzog | Die geheime Welt der Food-Fabriken | Hauptsache billig: Warum Unilever leider nur minderwertiges Pesto verkauft | Schneller sterben – dank der Extraportion Vitamine | Verdienstvolle Forschung: Firmen-Filialen an deutschen Universitäten

10. Sanfte Hände 149
Der Weg zum Guten: die Zukunft der Nahrung
Was ein Schnitzel wirklich kostet: die Kollateralschäden der industriellen Nahrungsproduktion | Bio für die ganze Welt? | Weshalb der Bürgermeister gegen Supermärkte kämpft | Politik und Pommes | Angst vor dem Hunger: Wohl dem, der einen Garten hat | Lang lebe der Italiener

Literatur 168

Register 171

1. Außer Kontrolle

Die Welt der neuen Nahrungsrisiken

Das Mädchen, das an einem Hamburger starb | Wie kamen die Bakterien in die Kekse von Nestlé? | Mikroben und Milliarden: warum sich Manager um die Gesundheit ihrer Kunden sorgen | Das Ganze ist ungesund | Bakterienterror: das Pentagon im Kampf gegen Erreger in Chilis und Spinat

Lauren Rudolph war ein fröhliches rothaariges Mädchen mit Sommersprossen. Sie war sechs Jahre alt, als sie starb.

Lauren lebte mit ihrer Mutter und ihrem älteren Bruder in einem besonders geschützten Wohngebiet mit hohen Mauern und einem Tor aus Stahl. Hinein kommt nur, wer den Code kennt. Besucher müssen sich an der Sprechanlage melden. Laurens Mutter Roni Rudolph war mit ihren Kindern nach der Scheidung in das bewachte Areal in der Nähe von San Diego gezogen. Die Angst vor Kriminalität ist allgegenwärtig in den Vereinigten Staaten von Amerika. Auch Mexiko ist nicht weit und damit die Furcht vor unerwünschten Eindringlingen. Roni Rudolph und ihre beiden Kinder fühlten sich sicher. Sie konnten mit ihrem Wagen gewissermaßen direkt ins Haus fahren. Von der Garage im Erdgeschoss führte eine Treppe ins darüberliegende Wohnzimmer. Die Familie lebte in gewissem Wohlstand, mit Klimaanlage, gemütlicher heller Sitzgruppe, flauschigen Teppichen und einer Vitrine mit wertvollem Porzellan. Von dem kleinen Balkon war das eiserne Eingangstor zu sehen und jeder, der in die Siedlung wollte.

Doch das Leben der kleinen Lauren war nicht von außen bedroht, nicht von Fremden oder Kriminellen. Die Mauern und die patrouillierenden privaten Wächter boten keinen Schutz. Denn es gab niemanden, der ihr oder ihrer Familie nach dem Leben trachtete. Die Suche nach den Gründen für Laurens Tod führt nicht nach Mexiko oder in die Welt des Verbrechens, sondern mitten hinein in die amerikanische Kultur. Eine Kultur, die zur Weltkultur geworden ist.

Lauren Rudolph starb an einem Hamburger.

Ihr Tod ist ein besonders tragisches Beispiel für die neuen Ernährungsrisiken im Zeitalter der Globalisierung und Industrialisierung. Die alltägliche Nahrung, hergestellt unter höchsten Hygienestandards, birgt völlig neue gesundheitliche Bedrohungen. Sie verbreiten sich sozusagen hinter dem Rücken der Handelnden. Zu erkennen sind sie nur schwer – sogar für die Hersteller, die großen, weltweit operierenden Konzerne. Und erst recht für die Konsumenten. Der Hamburger ist das Symbolprodukt dieser Form von Industrienahrung. Laurens Familie war sich keiner Gefahr bewusst.

Es war kurz vor Weihnachten, als Laurens Vater durch das große Tor fuhr. Er holte sie und ihren Bruder Michael ab, um mit ihnen das Wochenende zu verbringen. Nachdem er die Siedlung mit den beiden Kindern verlassen hatte, fuhr er auf dem Freeway 5 North in Richtung Los Angeles. In einer Videothek wollte er noch einen Film ausleihen, um den Abend dann mit seinen beiden Kindern zu Hause vor dem Fernseher zu verbringen.

Dick Rudolph fuhr nur ein paar Kilometer auf der Autobahn und nahm dann die Ausfahrt zum South Carlsbad State Beach. Gleich neben der Ausfahrt liegt das Einkaufszentrum Poinsetia Village. Dort stellte Dick den Wagen ab und ging erstmal mit Lauren und Michael zu »Jack in the Box«, dem Hamburger-Restaurant gleich links neben der Einfahrt. Papa Dick nahm einen Salat, Michael einen Jumbo Burger und Lauren einen Cheeseburger. Dann holten sie den Film aus der Videothek, fuhren zum Vater nach Hause und sahen sich abends den Streifen an. Es war Freitag, der 18. Dezember. Noch war alles in Ordnung. Als Dick die Kinder am Sonntag wieder zur Mutter brachte, ging es Lauren nicht gut. Sie war schwach, ein bisschen lethargisch und klagte über Kopfschmerzen. Auch am nächsten Morgen, die Ferien hatten schon begonnen, war sie noch nicht ganz auf der Höhe. Mutter Roni wollte mit ihren Kindern Weihnachtsvorbereitungen treffen, die Oma besuchen, die eine Autostunde weiter südlich wohnte. Doch der Besuch musste überstürzt abgebrochen werden.

Am Mittwoch verschlechterte sich die Lage weiter. Als das Kind abends immer noch von Durchfall und Bauchkrämpfen geplagt wurde und zudem Blut im Stuhl hatte, rief Roni nach Mitternacht ihren Exmann Dick an. Er kam sofort, sie brachten ihre Tochter ins Krankenhaus.

Es war der 24. Dezember, 2.30 Uhr. Ein diensthabender Arzt war nicht anwesend. Die Krankenschwestern fragten ein paar Symptome ab und schickten die Eltern mit ihrem Kind wieder nach Hause. »Die dachten wohl, wir hätten überreagiert«, meint Mutter Roni.

Am nächsten Morgen brachten sie Lauren erst zum Kinderarzt und dann in ein Kinderkrankenhaus in San Diego. Doch selbst dort verschlechterte sich ihr Zustand weiter. Am ersten Weihnachtsfeiertag war Lauren sogar zu schwach, um die Geschenke zu öffnen, die ihre Eltern ans Krankenbett gebracht hatten. Als Michael seiner Schwester Weihnachtsgeschichten vorlas, konnte Lauren kaum noch zuhören.

Das Mädchen sollte nie wieder zu Kräften kommen. Sie selbst, obwohl erst sechsjährig, sah ihre Situation offenbar in erstaunlicher Klarheit. Ihrem Vater trieb das die Tränen in die Augen, wie Roni sah, als sie am nächsten Morgen ans Krankenbett kam. Dick war schon da. »Papa, ich muss sterben, ich muss sterben«, hatte die kleine Lauren zu ihm gesagt. Innerhalb der nächsten Stunde bekam das Mädchen einen schweren Herzanfall. Ihre Lippen liefen blau an, der Atem stockte. Roni schrie um Hilfe, die Ärzte kamen angerannt. Kurz gelang es, das Kind wiederzubeleben. Doch dann fiel sie ins Koma, bekam zwei weitere Herzanfälle, schließlich versagten ihre Nieren. Die Apparate konnten sie nicht mehr ausreichend versorgen.

Im Lauf des 28. Dezember starb Lauren Beth Rudolph. Die Todesursache war der Cheeseburger, den sie zehn Tage zuvor gegessen hatte.

Und Lauren war nicht das einzige Opfer der »Hamburger-Krankheit«, wie das Phänomen bald von den Medien genannt wurde. Wenige Tage später berichteten die Zeitungen, dass auch in die Krankenhäuser von Seattle Patienten mit ähnlichen Symptomen kämen. Als die Epidemie abklang, zählten die Statistiker 732 Erkrankungen in fünf amerikanischen Bundesstaaten. 195 Patienten mussten ins Krankenhaus. Außer Lauren starben drei weitere Kinder.

Es war der erste große Ausbruch dieser Art. Weitere folgten, in Amerika, in Asien, auch in Europa. Die Krankheitswelle, bei der Lauren Beth Rudolph starb, war sozusagen der erste öffentliche Auftritt einer völlig neuen gefährlichen Bazille, die anschließend zu einer Weltkarriere startete. Der Name des Krankheitserregers: E. coli 0157:H7. Er wurde in den 80er-Jahren des vorigen Jahrhunderts erstmals identifiziert, in Hamburgern von McDonald's. Er gehört zu einer Gruppe von Erregern, die in Deutschland unter dem Kürzel EHEC bekannt wurden (siehe Kapitel 5)

Allein in den USA sterben nach Schätzungen jährlich 250 bis 500 Menschen, vor allem Kinder, an E.-coli-Infektionen. Auch in Deutschland breitet sich der Erreger aus. Sieben Todesfälle gab es in Niedersachsen zwischen 1997 und 2003, vier in Süddeutschland 2002. Am 26. März 2006 ist im Landkreis Oberallgäu ein zweijähriger Junge gestorben. Kinder starben in Großbritannien, in Schweden, in Norwegen – Todesursache dort: Rinderhackfleisch von Lidl. Und der Erreger wird nicht nur über Hack und Hamburger übertragen, sondern auch über Orangensaft, Apfelsaft, Milch, Gemüse.

Im Sommer 2009 rief der weltgrößte Nahrungshersteller Nestlé in den USA gekühlten Keksteig seiner Marke »Toll House« zurück, weil Kunden nach Verzehr des Nestlé-Produkts mit schwersten Magen-Darm-Problemen ins Krankenhaus mussten; den Gesundheitsbehörden wurden 66 Fälle in 28 US-Bundesstaaten gemeldet.

Nestlé warnte: »Kunden, die den Keksteig gekauft haben, sollten ihn nicht essen. Stattdessen raten wir den Verbrauchern dringend, die Produkte zu ihrem örtlichen Händler zurückzubringen.« Die US-Lebensmittelbehörde FDA (Food and Drug Administration) fand die Ursache heraus: Bakterien vom Typ E. coli 0157:H7.

Das Merkwürdige war nur: In der Nestlé-Fabrik wurden keine Erreger gefunden, was den Verdacht daraufhin auf die Zutaten lenkte. Es sei, meinte ein Branchendienst, ein »Mysterium«. David Acheson, Spezialist der FDA für Lebensmittelsicherheit, meinte: »Das wird eine jener Situationen sein, in der wir definitiv nicht wissen, was schief lief.«

Na prima. Wir befinden uns in der Weltführungsmacht Amerika, beim weltgrößten Lebensmittelhersteller Nestlé. Dessen Produkte sind plötzlich mit Bakterien kontaminiert, und niemand im Konzern und bei den Kontrollbehörden hat die leiseste Ahnung, was passiert sein könnte. So richtig vertrauensbildend ist das nicht.

Der FDA-Mann Acheson mahnte immerhin die Nahrungsindustrie, »konstant wachsam zu sein, weil selbst Lebensmittel, die wir für wenig riskant halten, mit tödlichen Erregern kontaminiert sein können«.

Das ist das Unheimliche an den neuen Risiken: Sie breiten sich auf unbekannten Wegen aus. Sie sind nicht zu erkennen, man kann sie mit den Sinnen nicht erfassen: nicht sehen, nicht riechen. Die Ursachen sind schwer zu finden – und noch schwerer zu beseitigen. Denn sie liegen nicht in technischem Versagen oder fehlerhaftem Verhalten Einzelner – sie liegen sozusagen im System.

Die globalisierte und industrialisierte Produktion hat Nahrung billig und überall verfügbar gemacht – weitgehend unabhängig von Raum und Zeit, von der Natur mit ihrem zeitlich und zahlenmäßig beschränkten Angebot. Bisher waren die Risiken lokal begrenzt. Nun sind die Grenzen aufgehoben – auch für Erreger, konstatiert etwa das Schweizerische Bundesamt für Gesundheit (BAG) in einer Untersuchung: »In Folge des globalisierten Warenverkehrs steigt auch das Risiko internationaler Ausbrüche.«

Durch die weltweite Massenproduktion werden die Krankheitserreger – Bakterien, Schadstoffe, aber auch Chemikalien – weit verbreitet. Im Schadensfall aber ist die Suche nach den Ursachen erschwert, ja oft unmöglich. Denn die arbeitsteilige Produktion mit ihren auch für Hersteller wie Nestlé kaum durchschaubaren Lieferketten macht die Suche nach der Quelle der Verseuchung mit Erregern zu einer nahezu unlösbaren Fahndungsaufgabe.

So stehen die Verbraucher vor einem völlig neuen Gefahrenszenario, bei dem die industrielle Produktion zu einem eigenen Risikofaktor geworden ist. Bei den Tierproduzenten, deren Massenställe für Hühner oder Schweine eine ideale Brut- und Verbreitungsstätte für die blitzschnelle Verbreitung von Erregern geworden sind, gibt es dafür schon ein Wort: Faktorenkrankheiten. Der Massenstall als Risikofaktor; so sehen das die Produzenten selbst.

Bisher hatte man mit dem Mikroskop nach den Ursachen für Erkrankungen gesucht – jetzt muss man das Ganze in den Blick nehmen, denn das Ganze ist ungesund geworden: die globalisierte Nahrungsindustrie.

Früher gab es echte Nahrung: Hühnchen, Brokkoli, Bananen, Kartoffeln. Heute gibt es dazu eine parallele Welt der industriell produzierten Nahrung: Pfanni-Püree, 5-Minuten-Terrinen, Cola, Fruchtzwerge, Hamburger. Diese Parallelwelt der industriell produzierten Nahrung breitet sich aus über den ganzen Erdball. Und in ihrem Gefolge die neuen Krankheitsrisiken. »Die Globalisierung verbreitet die Risiken rund um die Welt«, notierte Anfang 2008 das neuseeländische Wirtschaftsblatt *The National Business Review*.

Die Hamburger-Bakterien beispielsweise. Auch die Neuseeländer können sich nicht mehr sicher fühlen: Selbst dort, am unteren Ende der Welt, sind die neuen E.-coli-Bakterien schon verbreitet. Sogar das Trinkwasser ist zunehmend belastet, nicht nur in Amerika, auch in Deutschland.

Die neuen Bakterien, sagte Professor Helge Karch aus Münster, einer der führenden Experten, seien »ein sehr weitreichendes Problem«. Professor Bernd Zimmerhackl aus Innsbruck spricht von einem »ansteigenden Trend« bei den Erkrankungen.

In Amerika, immerhin, erkämpfen Anwälte jetzt Schadensersatz für die Opfer in Millionenhöhe. Der Ausbruch, bei dem Lauren Beth Rudolph starb, war sozusagen der Auftakt zur Eroberung neuer Geschäftsfelder für Anwälte: die Food-Vergiftungen. Damals fand William Marler, Jurist aus Seattle, zu seiner Bestimmung. Er wurde bald zum »unangefochtenen König der Lebensmittelvergiftungs-Prozesse«, wie die Nachrichtenagentur *Associated Press* (AP) Anfang 2008 schrieb.

Er hat ein weites Betätigungsfeld: 76 Millionen Amerikaner erleiden nach Schätzung der Gesundheitsbehörden jedes Jahr eine Lebensmittelvergiftung, 300 000 müssen ins Krankenhaus, 5000 sterben. 200 000 Lebensmittelvergiftungen zählen die Statistiker jährlich in Deutschland, die »tatsächliche Zahl dürfte aber zehn- bis zwanzigmal höher liegen«, meinte der Präsident des deutschen Bundesamtes für Risikobewertung (BfR), Andreas Hensel, anlässlich des Fünften Weltkongresses über »Lebensmittelinfektionen und -intoxikationen« im Jahr 2004 in Berlin. 2 Millionen Menschen sollen weltweit jährlich an verdorbener oder giftiger Nahrung sterben.

Der Kampf gegen die neuen Krankheiten hat in den USA schon militärischen Charakter angenommen: Nach dem Anschlag vom 11. September 2001 ist die Disziplin »Bio-Verteidigung« (Biodefense) als eigenständiger Zweig der Landesverteidigung entstanden.

Dadurch erhielt die Forschung einen Millionenschub. Und plötzlich beschäftigt sich das Pentagon mit Hamburgern, Spinat und Chilischoten: Überall dort können die gefährlichen Erreger lauern. Nicht nur die Kolis, auch Campylobacter und Salmonellen: teils neue, teils alte Bakterien, die bislang harmlos oder selten waren und nun zu einer Bedrohung der Volksgesundheit in völlig neuer Dimension werden.

Weil das Ausmaß der Bedrohung und die Zahl der potenziellen Opfer drastisch zugenommen haben, müssen auch die Gegenmaßnahmen neu organisiert werden. Schließlich kommt es darauf an, dass im Ernstfall schnell gehandelt werden kann. »Schnellere Abläufe sind wichtig für schnellere Diagnosen und Therapien, unabhängig davon, ob es ein terroristischer Akt war oder ein natürlicher Ausbruch«, schrieb eine Forschergruppe der Universität von Südkalifornien. Sie beschäftigte sich mit Salmonellen, jenen Erregern, die für 2 bis 4 Millionen Infektionen pro Jahr in Amerika verantwortlich sind und bislang vor allem in Eiern vorkamen, mittlerweile aber auch in Gemüse oder Schokolade. Oder eben Hackfleisch.

Im Sommer 2008 erkrankten 1000 Menschen in 41 amerikanischen Bundesstaaten, nach ersten Vermutungen wurden die Infektionen ausgelöst durch Chilischoten oder aber Tomaten. Im Sommer 2009 mussten 350 Tonnen Hackfleisch zurückgerufen werden, die die Firma Beef Packers Inc aus Fresno, Kalifornien, unter anderem nach Arizona, Colorado und Utah geliefert hatte.

Hackfleisch, das gehört zum Hausfrauen-Basiswissen, ist höchst empfindlich und schnell zu verarbeiten. Neue Techniken, Tiefkühlen, aber auch Chemikalien zur Konservierung, haben die Natur überlistet: Nun kann das schnell verderbliche Gut lang aufbewahrt und über weite Strecken transportiert werden. Wenn allerdings etwas schiefgeht, dann reisen die Krankheitserreger mit.

Und sie sind weltweit auf dem Vormarsch. Die Weltgesundheitsorganisation (WHO) zählt die neuen E.-coli-Bakterien wie auch eine neue Salmonellen-Variante zu der Gruppe gefährlicher Krankheitserreger, die erst in den letzten Jahren aufgetaucht sind.

Im neuen Jahrtausend sehen sich Mediziner gerade in Weltgegenden, die als weitgehend sicher galten, mit Risiken konfrontiert. Obwohl durch jahrhundertelange Bemühungen hygienische Standards erhöht und die medizinische Versorgung verbessert wurde, breiteten sich binnen weniger Jahre neue Krankheitsquellen aus – vor allem übers Essen. So konstatierten eidgenössische Forscher schon 1998 im *Schweizerischen Ernährungsbericht*: »Alte Plagen konnten in unseren Breiten zwar eingedämmt werden, sind aber durch neue Gefahren ersetzt worden.«

Die Nahrungsproduktion hat sich in den letzten Jahrzehnten grundsätzlich gewandelt. Früher haben Hausfrauen aus natürlichen Rohstoffen wie Karotten, Zwiebeln, Hühnern für ihre Lieben nahrhafte Gerichte gekocht. Manchmal ging die Familie ins Gasthaus, wo dann der Koch die Arbeit übernahm. Für die Rohstoffe waren Bauern sowie Gärtner zuständig, und manches kam aus dem eigenen Garten.

Heute sieht es anders aus. Heute sind große Konzerne für die Nahrungs-produktion zuständig. Die Rohstoffe kommen aus Holland, Italien, Spanien, häufig aus China oder Thailand, meist von riesigen Farmen. In der Regel ist die Chemische Industrie beteiligt, sie liefert das Gift für die Pflanzen, die Zusatzstoffe für die Fabrikprodukte vom Joghurt bis zum Kindertee: Ge-schmacksstoffe, Konservierungsstoffe. Diese Parallelwelt hat mit der Welt der echten Nahrung, mit Blumenkohl und Brokkoli, Zwiebeln und Zucchi-ni, Hähnchen und Braten, kaum noch etwas zu tun. Für die Herstellung sind auch nicht Bauern, Gärtner, Köche zuständig, sondern Ingenieure und Designer in Fabriken und Plantagen.

Früher sah es mit den Krankheiten, verkürzt zusammengefasst, so aus: Im Sommer hatten die Leute manchmal Durchfall, Herzinfarkt war eine Managerkrankheit, zuckerkrank war der Opa, Allergien gab es keine, Krebs war selten und in der Dritten Welt war der Hunger das größte Nahrungs-problem.

Heute gibt es weltweit bald mehr Dicke als Hungernde. Die globale Nah-rungsproduktion schafft globale Krankheitslasten. Mittlerweile treten Herz-infarkt und Schlaganfall in Entwicklungsländern häufiger auf als in Wohl-standsländern. Auch leiden immer mehr Menschen in der Dritten Welt an Krebs und Fettleibigkeit sowie an Diabetes, der Zuckerkrankheit.

Die Industrialisierung der Nahrungsmittelproduktion hat unbestreitbare Verdienste. Sie hat dazu beigetragen, in vielen Weltgegenden den Hunger zu besiegen und große Teile der Menschheit von den natürlichen Lebensrisiken zu befreien. Ernteausfälle durch Trockenheit und Dürre, Überschwem-mungen und Stürme verloren so ihren existenzbedrohenden Charakter. Die Natur wurde unterjocht, der Gewinner war der Mensch.

Nun aber, so scheint es, drohen bei dieser industriellen Art der Nahrungs-mittelproduktion die negativen Nebenwirkungen an Bedeutung zu gewin-nen. Und alle sind in dieses globale Spiel einbezogen. Kaum ein Land, das nicht Lebensmittel einführt: In Deutschland werden bis zu 70 Prozent des Gemüses und fast 90 Prozent des Obstes importiert. Beim Schweinefleisch werden 12 Prozent eingeführt und sogar ein Drittel des Geflügelfleisches.

Andere Länder produzieren so viel, dass sie es selbst gar nicht verzeh-ren können: Dänemark etwa produziert das Sechsfache des Eigenbedarfs an Schnitzel und Schinken vom Schwein. In Irland liegt der sogenannte

Selbstversorgungsgrad beim Schweinefleisch bei 160 Prozent und in den Niederlanden sowie in Belgien und Luxemburg bei 223 Prozent. In Großbritannien kommen die Hälfte des Gemüses und 95 Prozent des Obstes aus dem Ausland.

Auch Amerika lebt zu großen Teilen von importierter Nahrung: 2004 überstiegen die Einfuhren erstmals die Ausfuhren. Im Jahr 2006 wurden schon 15 Prozent aller Lebensmittel importiert, 45 Prozent der Früchte und sogar 80 Prozent der Fische und Meeresfrüchte.

Entsprechend sorgenvoll äußern sich die US-Nahrungsexperten: »Die Globalisierung erhöht die Sicherheitsbedenken bei Lebensmitteln«, konstatierte der Branchendienst *Food Quality News* im Juni 2008 anlässlich der Jahrestagung der Amerikanischen Gesellschaft für Mikrobiologie in Baltimore, Massachusetts. Professor Michael Doyle, Mikrobiologe von der Universität von Georgia, hatte gewarnt: »Die Hygienestandards sind nicht überall auf der Welt gleich. Wenn Lebensmittel importiert werden, können damit auch Krankheiten verbreitet werden, von einem Ort, an dem sie häufig vorkommen, an andere Orte, wo sie bisher selten oder gar nicht auftraten.«

Selbst die Schweizer, die gern völlig autark leben, gerieten in eine Krise, als sie im Jahr 2008 plötzlich feststellen mussten, dass die Haut ihrer Nationalwurst Cervelat aus Brasilien kommt. Dann kam ein Importstopp. BSE-Gefahr. Die Nationalwurst drohte zu verknappen. »Ernährungssouveränität gibt es nicht«, erklärte die *Neue Zürcher Zeitung* nüchtern ihren Landsleuten. Spätestens seit China die Welt mit billigen Waren und zunehmend Lebensmitteln überschwemmt, darunter immer wieder Riskantes wie belastete Shrimps, kontaminierter Honig oder Bonbons und Baby-Milchpulver mit verbotenen Chemikalien, wächst auch das Unbehagen unter den Verbrauchern.

Das Vertrauen ist erschüttert.

Übrigens auch in China: Dort verbot die Regierung im Mai 2008 kurzerhand 593 Importprodukte, darunter Kaffeebohnen von Nestlé, Fanta-Limonade aus dem Coca-Cola-Konzern und Pringles-Kartoffelchips aus dem Hause Procter & Gamble. Im Jahr zuvor hatte das Land einen Importstopp über Schweinefleisch und Geflügel verhängt: Salmonellengefahr.

Die Globalisierung erhöht das Risiko, Nahrung aus zweifelhaften Quellen zu verzehren. Und: Die Globalisierung erschwert auch die Kontrolle der Hygienestandards und Produktionsstätten. Nahezu unmöglich ist aber bei vorhandenen Strukturen die Kontrolle einer Fertigpizza: Nicht einmal die Hersteller wissen genau, was sie da eigentlich verarbeiten. Und ihre Lieferanten sind oft schweigsam, was die Inhaltsstoffe anbelangt – Betriebsgeheimnis. Die Regierung nimmt das hin. Sie ist von einem tiefen Vertrauen beseelt in die Moral und die Selbstkontrollmechanismen des Lebensmittelmarktes und seiner Akteure. Gerade jetzt, da die Situation so unübersichtlich ist wie nie zuvor in der Geschichte der Menschheit, haben die Aufsichtsbehörden die Verantwortung für die Nahrungssicherheit an Akteure übergeben, die früher als Marktweiber, Viehhändler, Hausierer nicht unbedingt den besten Leumund hatten.

Deren Interessen aber decken sich immer weniger mit denen der Verbraucher.

Die Verbraucher hätten gern gesunde, natürliche Nahrung.

Die Nahrungsindustrie kann genau das immer seltener liefern.

Lebensmittel halten von Natur aus begrenzt. Die global operierende Nahrungsindustrie führt einen beständigen Kampf gegen die Natur, sie versucht, mit Chemikalien Verderb und Verfall hinauszuzögern. Und schafft auch damit neue Risiken. Die Globalisierung der Lebensmittelproduktion führt generell zu Transporten über weite Strecken – mit dem erhöhten Risiko, dass unterwegs die Waren verderben, Erreger sich vermehren.

In einer komplexen Welt, die sich von den natürlichen Grundlagen immer weiter entfernt hat, wird auch die Nahrung immer komplexer. Schon ein simpler Erdbeerjoghurt aus dem Supermarkt ist ein höchst kompliziertes Gebilde, in dem sich Hochtechnologie, ausgefeilte Logistik und die Künste der Chemiker zu einem Kunstwerk in pastellrosa vereinen. Die werbetreibende Industrie muss große Mühen und viel Geld darauf verwenden, diese Hightech-Erzeugnisse als Naturprodukte erscheinen zu lassen.

In der vorindustriellen Welt der Nahrungsmittelproduktion waren die Risiken bekannt und regional verschieden. In der Südsee, wo alles wild und schlaraffenhaft wuchs, fegten von Zeit zu Zeit Hurrikans über die Insel, keine Kokosnuss blieb übrig. In der Schweiz wuchs winters nichts, im Herbst drohte Hagel die Ernte zu zerstören. In Italien drohte Dürre, in Spanien desgleichen. Und wenn ein Schweinebraten mangels Kühlung verdorben war, dann litten die, die ihn vom Metzger bezogen oder sich zu Hause bei Tisch angesteckt hatten. Wenn ein Koch in Konstanz den Felchen zu lange liegen ließ, dann konnte dies einem Fischfreund in Neufundland herzlich gleichgültig sein. Jetzt ist das anders. Jetzt geht alle alles an.

Die Welt rückt zusammen – und leidet gemeinsam. Die Globalisierung zeigt sich im neuen Jahrtausend in einer Globalisierung der Risiken. Die Unterschiede zwischen den Weltgegenden schwinden. In der Parallelwelt der industrialisierten Lebensmittel gibt es immer weniger weiße Flecken. McDonald's ist fast überall. Nestlé produziert rund um den Erdball, von China bis Papua-Neuguinea. Coca-Cola wirbt millionenschwer um die Jugend in Sarajewo und Afghanistan, auch in der Südsee, dem Paradies auf Erden. Dort sorgen sich Mediziner und Behörden schon um das leibliche Wohl, wehren sich gegen die neuen Gefahren aus den Fabriken und Supermärkten, entwickeln Strategien, eine Ernährungspolitik. Es gibt schon einen Fachausdruck für den Übergang von echter Nahrung zur Parallelwelt der Industrienahrung: »Nutrition Transition« (siehe Kapitel 4). In vielen Ländern, in der Südsee, aber auch in Mittelamerika, lässt sich nachweisen: Mit den Nahrungsimporten steigt das Übergewicht.

Globalisierung macht dick.

Und verursacht weitere Krankheiten, vom Herzleiden bis zur Zuckerkrankheit Diabetes. Vor allem in den kleinen Ländern dieser Welt droht ungesundes Essen zum Sprengstoff für die Sozialsysteme zu werden, der Kampf gegen Krankmacher ist dort ein Gebot der existenziellen Vernunft.

In den Industrienationen ist die Entwicklung schon weiter fortgeschritten: »Nichts ist mehr sicher«, meldete die *New York Times* schon am 23. September 1998 auf der Titelseite: Einige Schulen hatten sich zu erdnussfreien Zonen erklärt, einige Fluggesellschaften servierten die Knabbersachen nicht mehr, weil die Allergikerorganisation »Food Allergy Network« eine Kampagne gegen eine amerikanische Leibspeise gestartet hatte: Erdnussbutter. »Ein echtes amerikanisches Produkt«, klagte das Blatt aus Manhattan, war in Verruf geraten, weil zahlreiche allergische Reaktionen und sogar Todesfälle auf Erdnüsse zurückgeführt wurden. »Billig, nahrhaft, populär und traditionell, und dennoch hat Erdnussbutter jetzt einen Platz auf jener Liste von Substanzen wie Asbest oder Blei, die jeder Schulverwaltung kalte Schauer über den Rücken laufen lassen.« Besonders bedenklich sei zudem, dass durch zahlreiche Lebensmittelzusätze auf Erdnussbasis die Allergene versteckt ins Essen kommen, ohne ausreichende Kennzeichnung auf dem Etikett. Beunruhigt sind auch Branchenblätter wie etwa die deutsche *Lebensmittelzeitung* (LZ). »Ob Lebensmittelskandale oder dicke Kinder – die prallen Zeiten fröhlichen Genießens sind vorbei. Ernährung ist zum Ernstfalle, der Teller zum verminten Terrain geworden«, schrieb das Blatt 2004 in einem Sonderheft zum Thema »Food und Verantwortung«.

Die Risiken des Nahrungs-Business beschäftigen auch die Finanzwelt. Die *Financial Times* meldete 2005: »Rückrufaktionen steigen stark an.« Rückrufe belasteter oder auch nur verdächtiger Produkte sind teuer, und sie stärken das Vertrauen in die Food-Industrie nicht unbedingt.

Dieses Vertrauen ist bei den Leuten von der *Financial Times* offenbar ohnehin nicht sehr ausgeprägt. Schon 1999 hetzte dort ein Autor gegen »Big Food«. Überschrift: »Lasst uns unser Gift selbst auswählen«. Der Tonfall ließ auf eine tiefe Abneigung gegen die Branche schließen, in der es eher ums Geldverdienen als um die Herstellung guter und gesunder Nahrung gehe: »Wir trauen dem Lebensmittel-Business nicht. Da steckt zu viel Geld drin. Die Bauern, die Hersteller, die Labortechniker, die unsere eingeschweißten Lebensmittel herstellen, tun das, was sie tun, wie wir anderen auch, um ihren Lebensunterhalt zu verdienen. Sie fragen nicht, was gut ist für ihre Kunden. Sie wollen wissen, was sich verkauft.« Für die Kunden aber, so meint der *Financial-Times*-Autor, gleicht das einem Angriff auf die körperliche Unversehrtheit: »Hier, inmitten der Farbstoffe und Konservierungsmittel, des herbizidresistenten und genveränderten Soja und dem mit Antibiotika vollgestopften Fleisch, der Mehlverbesserer und künstlichen Süßstoffe, schreien diejenigen, die sich um ihre Ernährung sorgen, ›Hilfe!‹.«

Diejenigen, die etwas davon verstehen, wenden mitunter bei Tisch Vorsichtsmaßnahmen an, die für Laien merkwürdig erscheinen. Die amerikanische Journalistin Nicols Fox etwa traf bei den Recherchen für ihr Buch über E.-coli-Bakterien und andere neue Erreger die Ärztin Kathleen Gensheimer, eine Epidemiologin im US-Bundesstaat Maine, und wunderte sich über deren eigenwillige Verhaltensweisen.

»Als wir die Speisekarte überflogen und ich ein paar Sachen vorschlug, die gut klangen, schüttelte sie ein ums andere Mal den Kopf: ›Den Caesar-Salat lieber nicht. Da sind rohe Eier drin. Die Meeresfrüchte auch nicht – wer weiß? Und auch den anderen Salat nicht. Rohes Gemüse enthält oft Mikroben. Oder es ist auf andere Weise kontaminiert.‹ Ich entschied mich schließlich für einen Linsen-Burger, und sie nahm eine Gemüselasagne. Beides war gut durchgegart. Mir passierte auch nichts, ich blieb gesund. Bewusstseinsmäßig war ich allerdings nicht mehr dieselbe, meine Illusionen waren verflogen, binnen einer Stunde während des Mittagessens.«

Das Leben einer Epidemiologin scheint berufsbedingt nicht ganz unbeschwert. So erklärte Frau Gensheimer auch, wie sie zu Hause auf mutmaßlich allgegenwärtige Mikroben reagiert: »Ich glaube, dass Geflügel grundsätzlich kontaminiert ist und jede Packung Hamburger, die ich kaufe, sowieso. Wenn ich dennoch eine Pute oder einen Hamburger zubereite, bin ich also besonders vorsichtig. Ich lege alle Küchengeräte schon vor dem Kochen griffbereit in die Nähe, die Pfanne also direkt auf die Arbeitsplatte, nahe beim Fleisch, damit ich nicht noch an den Schrank muss, um sie herauszuholen. Natürlich habe ich auch die Seife in der Nähe, und wenn ich das Fleisch bearbeitet habe, mache ich mit dem Handgelenk den Wasserhahn auf, damit ich ihn nicht mit meinen schmutzigen Händen berühre. Dann wasche ich meine Hände gründlich, mindestens dreißig Sekunden lang.«

Die Lebensmittelindustrie, die sich in einem solchermaßen unappetitlichen, ja ungesunden Milieu bewegt, fühlt sich darin zusehends unwohl. Bei zahlreichen Tagungen, Kongressen, Symposien zeigt sich, dass die Lebensmittelfabrikanten die neuen Risiken durchaus wahrnehmen, teils mit ehrlicher Besorgnis, teils mit einer gewissen, fast spöttischen Abwehr. Lange wurden die Ängste der Konsumenten nach Kräften heruntergespielt – so etwa 1996 bei der Jahrestagung des Bundes für Lebensmittelrecht und Lebensmittelkunde, dem Lobbyverein der deutschen Ernährungsindustrie. Dort erklärte ein Experte, Professor Hans-Christian Röglin vom Institut für Angewandte Sozialpsychologie in Düsseldorf, die Angst der Menschen zu einer »Grundstimmung unserer modernen Gesellschaft«. Einen rechten Grund habe sie eigentlich nicht: »Es ist eine diffuse, objektlose Angst, die sich ihr Objekt sucht, um sich durch Bekämpfung dieses Objekts psychologisch zu entlasten. Inzwischen hat sich diese Angst etabliert als verbindendes Gefühl der Zusammengehörigkeit. Sie wird wohlig erlebt und hilft dem schutzlos der modernen Welt ausgelieferten Menschen tatsächlich.«

Doch schon damals warnten Gesundheitsfachleute vor den Risiken der Supermarktkultur. Bei der gleichen Tagung mahnte der Vertreter der Weltgesundheitsorganisation, Professor Friedrich Karl Käferstein: »Die zunehmende Konzentration der Lebensmittelherstellung und -verarbeitung birgt die Gefahr in sich, dass eine große Anzahl von Konsumenten einer Gefahr ausgesetzt werden, falls ein fehlerhaftes Produkt auf den Markt kommt.«

Und es geht nicht nur um fehlerhafte Produkte – es geht um die Folgen der modernen Nahrung, die zu wachsender Besorgnis führen.

Das »steigende Interesse« an ernährungsbedingten Krankheiten, meint der kanadische Regierungsexperte Ewen C. D. Todd, werde auch befördert durch neuere Erkenntnisse »über die enormen wirtschaftlichen Verluste, die diese Arten von Krankheiten verursachen«. Die Kosten für die ernährungsbedingten Krankheiten sind umstritten – sicher aber ist: Sie gehen in die Milliarden. Allein in Deutschland werden die Kosten nur für die Zuckerkrankheit Diabetes auf an die 20 Milliarden Euro jährlich geschätzt.

Zwar kommen für all diese Folgekosten bislang vor allem die Verbraucher auf, als Steuerzahler und über ihre Krankenkassenkosten, und auch die Arbeitgeber, wenn ihre Mitarbeiter durchfallhalber krankgeschrieben sind. Die Verursacher müssen für diese Folgen nicht aufkommen. Doch über Vorschriften zur Produkthaftung wäre es durchaus möglich, dass die Hamburger-Produzenten, Restaurants und Lebensmittelmultis alsbald für die Schäden bezahlen müssen, die ihre Erzeugnisse anrichten (siehe Kapitel 6). Und schließlich könnten die Erzeuger riskanter Nahrungsmittel auch für die gesundheitlichen Nebenkosten herangezogen werden (siehe Kapitel 10).

Und die zunehmenden Rückrufaktionen, die Vernichtung verdächtiger Lebensmittel, schlagen als Kostenfaktoren schon ganz direkt zu Buche.

So ist Lebensmittelsicherheit zum globalen Top-Thema geworden. Bei einem internationalen Forum im November 2007 in Peking verabschiedeten die 600 Delegierten aus 45 Ländern eine Erklärung (»Beijing Declaration On Food Safety«), die sich für verbesserte weltweite Informationsabläufe einsetzte, für Rückrufsysteme, auch Überwachungsprogramme zu den Verzehrsgewohnheiten der Bevölkerung, um die Zusammenhänge mit der Verbreitung von Krankheiten abschätzen zu können. »Lasst uns anerkennen, dass es eine gemeinsame Verantwortung gibt und wir zusammenarbeiten sollten, um Verbesserungen zu erreichen«, sagte Jørgen Schlund, Direktor der Abteilung für Lebensmittelsicherheit bei der Weltgesundheitsorganisation. Auch die Branchen sind alarmiert: Schließlich leidet ihr Geschäft, wenn die Kunden beunruhigt sind.

Fleischwirtschaftler und Epidemiologen treffen sich zu Bakterienworkshops, es geht um Salmonellen und Kolis. Zu den neuen E.-coli-Bakterien gab es weltweit schon eine ganze Reihe von Workshops, in Deutschland beispielsweise in den Jahren 2004 und 2007 im idyllischen bayerischen Wildbad Kreuth. Ein Workshop im niederländischen Utrecht beschäftigte sich 2007 mit E. coli und Salmonellen. Es gründete sich sogar eine »Internationale E. coli Allianz«, sie traf sich beispielsweise zu einem Kongress im britischen Cambridge im September 2008. Und auch die amerikanische Fleischindustrie rief im gleichen Jahr zu einer Konferenz über die neuen Killerbakterien. Branchenblätter wie die deutsche *Lebensmittelzeitung*, Beratungsunternehmen wie die britische Firma Leatherhead Food International bieten Kurse zum Risikomanagement an. Jetzt gibt es sogar einen eigenen Berufsstand dafür, wie ein Branchendienst im Jahr 2006 meldete: »Schweinepest und Vogelgrippe: Wegen großer Nachfrage weitet Universität Witten/Herdecke ihr Weiterbildungsangebot ›Risikomanager Food‹ auf ganz Deutschland aus.«

Die Verbraucher könnten sich also beruhigt zurücklehnen und darauf vertrauen, dass Regierungen und Produzenten das Ding schon schaukeln werden.

Doch die Skepsis scheint eher noch zu wachsen. Bei einer repräsentativen Studie unter US-Bürgern im Jahr 2008 bekannten 76 Prozent, sie seien besorgter hinsichtlich der Lebensmittel als noch fünf Jahre zuvor.

Tatsächlich scheinen die Krisenaktivitäten der Nahrungsbranche bisher nicht so recht erfolgreich gewesen zu sein. Denn es gab auch schon in den zehn Jahren zuvor zahlreiche Konferenzen, deren Erfolg jedoch nicht ganz befriedigend zu sein scheint. Ein E.-coli-Meeting mit japanischen und amerikanischen Experten gab es schon 1996 im japanischen Nagasaki, im März 1998 in London mit »Lebensmittelkontamination und Lebensmittelsicherheit«: Salmonellen und Viren, Pestizide, Allergien, BSE. Anschließend fand ein Workshop statt zum Thema: »Ein praktischer Führer zu Krisenmanagement in Lebensmittel-Produktnotfällen«. Denn der »Zusammenbruch des Vertrauens« der Verbraucher zur Lebensmittelindustrie erfordert neue Strategien im Krisenmanagement, meinte schon damals Colin Doeg, Autor eines Standardwerks zum Thema.

Im September 1998 beschäftigte sich ein Workshop im britischen Reading ausschließlich mit Salmonellen. Im gleichen Monat tagte in Peking die »Asiatische Konferenz über Lebensmittelsicherheit und Ernährung«. Gleich sieben Tagungen in London thematisierten von Januar bis Juni 1999 Gesundheitsrisiken durch Rückstände von Agro-Chemikalien, die Risiken der Gentechnik und die Auswirkungen von Pestiziden auf Lebensmittel, Umwelt und Gewässer. Zu den regelmäßigen Teilnehmern gehören Referenten von Firmen wie Nestlé, dem Gen-Pionier AgrEvo, von Dow AgroSciences, außerdem Forscher von staatlichen Umwelt- und Gesundheitsbehörden aus Großbritannien, Deutschland, Dänemark und den Niederlanden.

Die Strategien scheinen nicht so recht erfolgreich zu sein. Das könnte daran liegen, dass die beteiligten Konzerne sich darauf beschränken, die teuren Symptome zu bekämpfen. Zugleich haben sie kein großes Interesse daran, gegen die Ursache vorzugehen, das globale System der industriellen Nahrungsproduktion mit seinem Zwang zur rationellen und profitablen Umformung der Natur.

Für die Verbraucher scheint es zunächst sehr angenehm, wenn alles immer verfügbar und billig ist. Die Nebenwirkungen kommen dann später. Wie zum Beispiel bei jenem Räucherfisch von Aldi, der von weither kam und eine lange Leidensgeschichte auslöste.

2. Alarm im Darm

Der schwierige Kampf gegen die unsichtbaren Erreger

Als Aldi einmal ganz schnell den Räucherfisch aus dem Regal räumte | Plötzlicher Kindstod durch Bakteriengift aus Babygläschen | Weshalb australische Air-Force-Bomber plötzlich vom Himmel gestürzt sind | Pfanni-Püree und die Löcher in der Darmwand

Ein Ehepaar aus Norddeutschland wollte sich mal etwas Gutes gönnen. Bei Aldi hatte es ein Päckchen gekauft mit der Aufschrift »Renke warmgeräuchert«, eine Art Lachs. Sie freuten sich auf den feinen Fisch, genossen das Mahl.

Am Tag darauf wurde der Ehefrau, sie war 37 Jahre alt, ein bisschen schwindlig, sie sah die Welt nur noch verschwommen und stolperte unsicher durch die Wohnung. Hinzu kamen Schluckbeschwerden, bald auch noch Atemnot.

Am Freitag musste sie ins Krankenhaus. In der Nacht fiel ihr das Atmen immer schwerer. Immer wenn sie Luft holte, stellte sich ein pfeifendes Geräusch ein. Die Ärzte mussten ihr einen Schlauch in die Lunge einführen und sie 16 Stunden lang künstlich beatmen.

Ihrem 41-jährigen Mann erging es nicht viel besser. Ihm wurde übel, ihn überfielen Magenschmerzen. Schließlich überkam ihn »schwallartiges Erbrechen«, wie die Ärzte hernach in ihrem Bericht notierten, außerdem »Dyspnoe«, Atemnot, wie seine Frau, und »paralytischer Ileus«, Darmverschluss infolge einer Lähmung.

Das dreijährige Enkelkind, so wurde ebenfalls berichtet, hatte nach dem Fischgericht gewissermaßen Glück: Es hatte eine Gräte verschluckt und darum das Gegessene komplett erbrochen.

Diese Leidensgeschichte der norddeutschen Familie wurde von den Ärzten deshalb so exakt weitergegeben, weil es sich um eine meldepflichtige Krankheit gehandelt hatte: Botulismus.

Botulismus wird durch giftige Erreger vom Typ *Clostridium botulinum* hervorgerufen. Die Erkrankung kommt normalerweise nicht sehr oft vor, in Deutschland werden üblicherweise höchstens 20 Fälle pro Jahr bekannt.

Sie kann aber schlimme Folgen haben: nicht nur, wie im Fall der Familie aus dem Norddeutschen, Erbrechen, Übelkeit, Augenflimmern und andere Sehstörungen, in schweren Fällen können sogar Hirnschäden oder Atemlähmung drohen. Bis zu 10 Prozent der Fälle enden tödlich. Das Gift blockiert die Signalübertragung zwischen Nerven und Muskeln. Es gilt als eines der schlimmsten Gifte, die die Menschheit kennt.

Prominent geworden ist es als Waffe gegen Falten, unter dem Kürzel »Botox«. Es gilt auch als mögliche Bio-Waffe – weshalb die Ausbrüche von den amerikanischen Bio-Terrorismusexperten seit dem Jahr 2001 besonders scharf beobachtet werden. Üblicherweise kommt es aus der Nahrung: *Clostridium botulinum* sondert sein Gift unter Luftabschluss ab – daher sind besonders Konserven befallen. Wegen der drastischen Folgen kümmern sich in Deutschland die Seuchenexperten des Berliner Robert Koch-Instituts um Botulismus-Erkrankungen wie jene nach dem Verzehr des Aldi-Fisches.

Botulismusvergiftungen kommen weltweit immer wieder vor. Der Aldi-Fall hatte sich 1997 ereignet. Bei einem Fall im Jahr 2003 war nach Vermutungen der Seuchenexperten vom Robert Koch-Institut eine Thunfisch-Pastete die Ursache für die Vergiftung. Eine 29-jährige Frau aus Thüringen, die in Österreich arbeitete, hatte abends Scampi, marinierten Fisch und eben jene Pastete gegessen. Am Tag darauf hatte sie Bauchschmerzen, Durchfall, musste sich erbrechen. Später kamen Sehstörungen hinzu und weitere Beschwerden. Ihre Eltern, die zu Besuch im Alpenland waren, hatten nichts von der Pastete gegessen und zeigten auch keinerlei Symptome.

2004 gab es 53 Fälle in Polen, am russischen Baikalsee erkrankten zwischen 2000 und 2005 mehr als 400 Menschen, 27 starben. Beim bis dahin weltweit größten Ausbruch im Jahr 2006 erkrankten im Norden Thailands 83 Dorfbewohner. Im kanadischen Toronto waren es im gleichen Jahr zwei Menschen. Sie hatten Möhrensaft getrunken, der in den USA hergestellt worden war und auch dort schon zu vier Botulismusfällen geführt hatte. Der Saft wurde in 50 US-Bundesstaaten, in Mexiko, Kanada und Hongkong verkauft. Im Jahr 2006 warnten kanadische Behörden vor Oliven, die im Bereich von Ontario verkauft worden waren und aus Italien kamen.

Auch der Aldi-Räucherlachs hatte eine längere Reise hinter sich. Der Fisch war in Kanada gefangen, nach Finnland geschafft, dort geräuchert und dann nach Deutschland geliefert und in 67 norddeutschen Aldi-Filialen verkauft worden. Der Billighändler räumte den riskanten Fisch sofort aus den Regalen. Ein Jahr später verbannte auch Aldi Süd wegen »Qualitätsproblemen« Räucherlachs, von dem laut Lebensmittelzeitung immerhin 300 000 Packungen pro Filiale verkauft worden waren, aus seinen Läden.

Die Kunden werden es danken. Denn vakuumverpackter Räucherfisch, so befand damals das *Epidemiologische Bulletin* des Robert Koch-Instituts, ist als neues »Risikolebensmittel« zu betrachten. So hätten Studien in Finnland ergeben, dass 3 bis 8 Prozent der vakuumverpackten Fischerzeugnisse in geringer Menge Sporen des Bakteriums *Clostridium botulinum* enthielten.

Doch nicht nur Fisch kann das Gift enthalten. Immer wieder einmal erkranken Babys an Botulismus durch Erreger im Honig. Gemüsebrei war, wie eine Untersuchung an der Universität Magdeburg im Jahr 2004 ergab, die Ursache für den tragischen Tod eines Zwillingspärchens im zweiten Lebensjahr.

Wissenschaftler vermuten, dass das gefährliche Bakteriengift oft den sogenannten plötzlichen Kindstod verursacht. Der sogenannte Säuglingsbotulismus werde als Ursache für einen plötzlichen Kindstod unterschätzt, so eine 2004 veröffentlichte Untersuchung von Ulrike Bartram von der Universitätskinderklinik in Würzburg. In Deutschland und anderen Ländern wurden bei 15 bis 30 Prozent der unerwartet gestorbenen Säuglinge Clostridien sowie Botulinumtoxin in Darm und Leber gefunden. Bei den Kindern fand sich das Toxin im Darm teilweise in so hohen Konzentrationen, dass eine Clostridien-Infektion als Todesursache wahrscheinlich war. Bei 500 bis 1000 Fällen von plötzlichem Kindstod in Deutschland würde das bedeuten, dass zwischen 75 und 300 Kinder pro Jahr durch das Gift aus dem Babygläschen sterben.

Um Botulismus bei Babys zu vermeiden, rät Dr. Dagmar Fischer vom Zentrum für Kinderheilkunde der Universität Magdeburg laut *Ärztezeitung*, angebrochene Babynahrung möglichst sofort zu verfüttern oder höchstens einen Tag im Kühlschrank aufzuheben. Selbstgekochtes sollte mindestens zehn Minuten durchgekocht werden – aber möglichst nicht in der Mikrowelle.

Der gefährliche Erreger bildet sich beim Konservieren, manchmal sogar bei besonders gesundheitsbewussten Konsumenten wie jenen Leuten aus der Gegend von Bad Kissingen, die im Jahr 2002 bei einer Hausschlachtung den Lammschinken lieber ohne das Konservierungsmittel Nitritpökelsalz räuchern und sodann vakuumverpacken ließen. Er wurde dann zum Botox-Schinken.

Auch in Thailand, Russland, Polen waren es sozusagen eher hausgemachte Bakterien.

Bei den Clostridien handelt es sich also um altgediente Krankheitserreger, die auch bei traditioneller Nahrungsbereitung auftreten können. In diesen Fällen bleibt die Dimension des Risikos überschaubar. Die Zahl der potenziell Betroffenen ist eng begrenzt, die Ursache von Erkrankungen schnell gefunden.

Anders ist es, wenn die Nahrungsmittel im industriellen Maßstab hergestellt und in großem Stil vermarktet werden. Als im Jahr 1982 ein 27-jähriger Belgier nach Genuss von Lachs aus der Büchse starb, löste das eine der größten Rückrufaktionen in der Geschichte des Lebensmittelhandels aus: Der Fisch stammte aus den Vereinigten Staaten von Amerika, aus Vorsorgegründen mussten 55 Millionen Fischdosen zurückgerufen werden. Und das war noch nicht einmal Rekord – 1973 und 1974 wurden in den USA 75 Millionen Dosen mit Pilzen zurückgerufen, ebenfalls wegen Botulismusgefahr.

Das kann teuer werden; eine Rückrufaktion der US-Firma Castleberry's im Jahr 2007 kostete 38 Millionen Dollar. Die Firma musste mehr als 90 Produkte zurückrufen: Fleischbüchsen, Chili mit Bohnen, Barbecue-Schwein mit Sauce und vieles mehr, auch Hundefutter. Die Produkte waren in ganz Amerika ausgeliefert worden – genauer: in den Staaten Alabama, Arkansas, Kalifornien, Connecticut, Delaware, Florida, Georgia, Indiana, Louisiana, Michigan, Mississippi, New York, North Carolina, Ohio, Oklahoma, Pennsylvania, South Carolina, Tennessee, Texas, Utah, Virginia, West Virginia und Wisconsin.

Das Robert Koch-Institut in Berlin, Deutschlands wichtigste Anti-Seuchen-Behörde, konstatierte eine neue Beweglichkeit des Erregers durch die Globalisierung: »Die moderne Lebensmittelproduktion und der Transport von Lebensmittel-Halbfertigprodukten von einem Land in ein anderes, nicht selten auch von einem Kontinent in einen anderen, brachten neue Möglichkeiten des Auslösens von Botulismus mit sich.«

Und nicht nur *Clostridium botulinum* ist auf Weltreise. In einer einzigen Woche im Jahr 2007, vom 19. bis 23. Februar, sandte das EU-Schnellwarn-

system 26 Alarmmeldungen an die Lebensmittelinspektoren der Mitgliedsländer: Es ging um E.-coli-Bakterien in Muscheln aus Chile, um Listerien
in Käse aus Tschechien, um norwegischen Lachs, der in Polen verarbeitet
wurde. Auf der Warnliste standen Salmonellen aus amerikanischer Erdnussbutter und Pfeffer, der aus Deutschland kam. Daneben warnten die
EU-Kontrolleure auch vor Pilzgiften in Paprikapulver und Quecksilber in
Schwertfisch aus Spanien. Eingereist waren auch Insekten aus Tunesien und
dem Iran, sie kamen mit Feigen und Pistazien über die Zwischenstationen
Griechenland und Slowakei.

In den USA veröffentlichte die zuständige Kontrollbehörde, die US Food
and Drug Administration (FDA) im Zeitraum vom 1. Mai bis zum 21. Juli
2008 allein 29 Meldungen über Rückrufaktionen potenziell gesundheits-
schädlicher Lebensmittel.

Man kann solche Alarmmeldungen als beruhigende Dokumente lesen, die
Zeugnis ablegen von einer funktionierenden Lebensmittelkontrolle. Man
kann sich aber auch von möglichen Dunkelziffern beunruhigen lassen.

In den USA zumindest wird nur ein winziger und zudem schrumpfender
Bruchteil der Importwaren kontrolliert: Im Jahr 2008 war es 1 Prozent. Im
Jahr 1992 waren es noch 8 Prozent gewesen. Die Importe stiegen stetig, die
Zahl der Inspektoren aber ging zurück. »US-Lebensmittelimporte überstei-
gen FDA-Kapazitäten«, titelte die amerikanische Zeitung USA today. »Die
FDA hat so wenige Ressourcen, sie kann nur die Sachen mit höchstem Ri-
siko ins Visier nehmen, alles andere durchwinken und hoffen, dass es okay
ist«, sagte der ehemalige FDA-Beamte William Hubbard.

Dabei gilt die amerikanische Behörde in Europa als luxuriös ausgestattete
und schlagkräftige Organisation, verglichen etwa mit den zersplitterten, auf
Länderebene operierenden und mit unzureichenden Etats ausgestatteten
deutschen Lebensmittelkontrolleuren.

Es ist unübersichtlich geworden in der modernen Welt der Nahrungsmittel. Wer im Supermarkt kauft, hat keine Kontrolle über das, was auf den
Tisch kommt, und kaum eine Vorstellung davon, welche Reisen die Speisen
schon hinter sich haben. Gerade der massenhafte Verzehr von Supermarkt-
produkten bringt, rein mathematisch, auch eine neue Risikolage. Auch wenn
nur ein kleiner Teil einer Produktionscharge nicht in Ordnung ist, kann eine
große Zahl von Menschen gefährdet werden.

Natürlich gab es auch in früheren Zeiten Risiken, größere vielleicht als heutzutage. Doch die waren für jeden als solche zu erkennen, meint der Soziologe Ulrich Beck in seinem Buchklassiker über die »Risikogesellschaft«. Der Gang durch die engen Gassen mittelalterlicher Städte sei einem »Spießrutenlauf der Nase gleichgekommen«: Kot an jeder Ecke, in den Straßen, den Droschken, Häuserfassaden von Urin zersetzt, Berge von Müll. Die Krankheitserreger warnten gleichsam vor sich selbst. Es fällt auf, meint Beck, »dass die damaligen Gefährdungen im Unterschied zu den heutigen eben in die Nase bzw. in die Augen stachen, also sinnlich wahrnehmbar waren, während die Zivilisationsrisiken heute sich typischerweise der Wahrnehmung entziehen«. Zudem hat sich die Dimension der Gefährdung erheblich erweitert. Während im Mittelalter Erbrechen und Übelkeit nach Genuss vergammelten Schinkens im Wirtshaus sich auf die Anwesenden dort beschränkte und selbst eine Katastrophe wie die Pest, trotz Hunderttausenden von Opfern, auf Europa begrenzt blieb, sind heute die Ansteckungsquellen vielfältiger geworden, das Verbreitungstempo hat sich erhöht. Durch die »Globalität ihrer Bedrohung« (Beck) betreffen die neuen Risiken potenziell die ganze Welt.

Essen muss jeder, jeden Tag und immer wieder. Essen ist unausweichlich. Wer nicht isst, lebt auch nicht mehr lange. Deshalb ist die Qualität des Essens von grundlegender Bedeutung. Alle Lebensvorgänge werden durch das Essen gespeist. Das ist, in Zeiten allgemeiner Sättigung, ein bisschen in Vergessenheit geraten. Dabei sind vom Essen ausnahmslos alle betroffen. Und so sind, zum ersten Mal in der Geschichte, von den neuen Risiken beim Essen grundsätzlich auch alle betroffen.

Die Industrialisierung hat, gewissermaßen, auch die Gefährdung demokratisiert, die Bedrohung durch ungesunde Inhaltsstoffe und Erreger. Die Modernisierungsrisiken treffen jeden, »auch die Reichen und Mächtigen sind vor ihnen nicht sicher«, schreibt der Risikoexperte Ulrich Beck.

Es gibt keine unberührten Regionen mehr. Die Globalisierung der Nahrungsproduktion betrifft immer größere Teile der Menschheit – und verbreitet so die Risiken unter ihnen.

Manchmal muten die Geschichten skurril an, jedenfalls auf den ersten Blick. Wie bei jenen rätselhaften Abstürzen von Kampfflugzeugen in Australien. Dort waren um das Jahr 1980 herum einige F-111-Bomber der australischen Luftwaffe aus unerklärlichen Gründen abgestürzt. Der britische Lebensmittelwissenschaftler Richard Beyer, der damals bei der australischen Air Force für die Verpflegung der Soldaten zuständig war, untersuchte die Vorkommnisse – und fand heraus: Die Piloten hatten, bevor sie zu ihren kurzen Übungsflügen starteten, Mars-Riegel und Coca-Cola als kleinen Imbiss zu sich genommen. Die zuckrigen Snacks trieben den Insulinspiegel der Bomberbesatzung in die Höhe; als dann der Blutzuckerspiegel alsbald rasch absackte, ließ die Konzentration der Flugzeugführer nach, und das Flugzeug stürzte vom Himmel. Beyer fand einen simplen Weg, um derlei zu verhindern: Er ließ den Piloten Äpfel und Orangensaft reichen. Das Problem war gelöst: »Danach ist das nie wieder passiert«, sagt Beyer.

Es müssen nicht immer solch drastische Effekte sein. Das Essen kann zu unerwarteten Effekten führen, zu Kopfschmerz etwa, woran heute schon 90 Prozent aller Kinder zeitweise leiden, ja sogar zu Migräne. Und es kann bei Kindern das sogenannte Zappelphilipp-Syndrom auslösen. Der Südtiroler Kinderneurologe Joseph Egger, Professor in Meran, behandelte jedenfalls mit einer einfachen Diät ohne Fabriknahrungsmittel und ohne bekannte Allergieauslöser 90 Prozent der kleinen Migränepatienten und zwei Drittel der hibbeligen Hyperaktiven mit Erfolg – binnen weniger Wochen.

Es sind oft sehr subtile Wirkungen, die die Nahrungsmittel haben. Und sie wirken mitunter sehr indirekt. Zum Beispiel jene chemischen Zusatzstoffe im Essen, die viele Menschen täglich zu sich nehmen, ohne sich je Gedanken darüber zu machen. Manche von ihnen haben eine ehrenwerte Aufgabe: Sie sollen die Lebensmittel bei ihrem langen Aufenthalt im Supermarkt vor Bakterienbefall schützen. Doch eben dadurch werden sie selbst zu einem neuen Risikofaktor.

Zum Beispiel die sogenannten Sulfite. Sie finden sich etwa in Kartoffelpüree aus der Tüte oder im Wein. Sulfite sind Schwefelverbindungen, die zu Konservierungszwecken dienen. Ein ganzes Sortiment dieser schwefligen Chemikalien kann unter den E-Nummern E 220, E 221, E 222, E 223, E 224, E 226, E 227 oder E 228 auf dem Etikett aufgeführt sein. Die Sulfite können allerlei Unwohlsein von Bauch- bis Kopfweh, aber auch Übelkeit und sogar Asthmaanfälle hervorrufen. Ratten, die zu Testzwecken mit E 222 (Natriumdisulfit, Natriumhydrogensulfit) gefüttert wurden, erkrankten an Geschwüren im Vormagen.

Schwefelchemikalien werden vornehmlich eingesetzt, um Lebensmittel supermarkttauglich zu machen. Lebensmittel sind vom lieben Gott eigentlich nicht dazu geschaffen, dass sie monatelang, ja jahrelang im Regal liegen und hinterher sogar noch gegessen werden können. Auch für die Globalisierung sind Lebensmittel von Natur aus ungeeignet, denn wenn man sie einmal um den halben Globus gekarrt hat, sind sie verdorben. Deshalb muss man, um Lebensmittel globalisierungstauglich und supermarktfähig zu machen, einige Künste und Tricks aufwenden.

Um eine Kartoffel, die aufgeschnitten binnen Minuten braun wird, in ein Püree Marke Maggi oder Pfanni zu verwandeln, das zur Freude der Supermarktbesitzer über ein Jahr im Regal liegen kann, nimmt der Technologe oder Chemiker also E 223. Bei vielen Menschen, die solches Püree und auch massenhaft andere Fabriknahrung, sogenanntes »Junk Food« (»Müll-Nahrung«) verzehren, die mit diesen Schwefelverbindungen haltbarer gemacht werden, sieht es im Magen-Darm-Trakt dann mitunter aus wie in einer Flussmündung: ein bisschen schlammig.

»Was ist der Unterschied zwischen unserem Darminhalt und dem schadstoffhaltigen schwarzen Schlamm auf dem Grund einer Flussmündung?«, fragte im August 1998 das Wissenschaftsmagazin *New Scientist* – und gab auch gleich die Antwort: »Nicht viel womöglich – vor allem, wenn Sie gern Junk Food essen.« Eine Gruppe britischer Wissenschaftler hatte vor Jahren den Schlamm in der Mündung des Flusses Tay ganz in der Nähe des Hafens von Dundee an der Ostküste Schottlands untersucht und eine bestimmte Sorte Bakterien gefunden, die sich dem Abbau von Schwefel widmen und daraus ihre Lebensenergie gewinnen.

Einige dieser Wissenschaftler führte ihre Karriere später in ein Team, das sich mit der Erforschung des menschlichen Verdauungskanals beschäftigte – und überraschenderweise stießen sie hierbei wieder auf jene Bakterien, die liebend gern Schwefel verzehren. Diese bewohnten den Verdauungstrakt vor allem jener Menschen, deren Darmwand angegriffen war: 96 Prozent aller Patienten mit Darmentzündung (»Colitis ulcerosa«) und immerhin jeder Zweite der (noch) Gesunden hatte auch die schwefelfressenden Bakterien im Leib. Dass diese Bakterien ein aggressives Milieu schaffen, war seit längerem bekannt; so hatten große Ölfirmen schon in den 80er-Jahren festgestellt, dass Bakterien dieses Typs ihre Pipelines angriffen und erheblichen Schaden anrichteten. Dass sie den Darmkanal ebenfalls besiedeln und beschädigen, das war bis dahin nicht bekannt.

»Das ist eine potenzielle Bombe«, meinte John Cummings, einer der beteiligten Wissenschaftler. Denn schließlich enthielten viele Fabriklebensmittel, die massenhaft verzehrt werden, jene Schwefelverbindungen: »Wenn diese Lebensmittel das Wachstum von krankheitserregenden Mikroben begünstigen, könnte die Ernährungsindustrie mit einer Krise konfrontiert werden, die vergleichbar ist mit jener um BSE oder Salmonellen.«

In den Jahren nach Cummings Prophezeiung mehrten sich die Hinweise auf eine unheilvolle Rolle der schwefelfressenden Bakterien in der Nahrung, vor allem bei chronischen Darmentzündungen, aber auch bei Darmkrebs. Eine Debatte über schwefelhaltige Zusatzstoffe jedoch kam merkwürdigerweise nicht auf. Dabei breiten sich jene Chemikalien im Essen immer weiter aus – unbeachtet von Medien und Öffentlichkeit. Auch die Behörden haben keine Übersicht über die Verbreitung der riskanten Zusätze.

Beispiel Raucharoma. Der Rauchgeschmack für Würstchen oder Räucherlachs kommt in modernen Zeiten immer häufiger aus dem Kübel. Eine braune Brühe, mit der Würstchen geduscht werden. Das ist billiger und geht schneller. Darum hat der Fertigrauch eine rasante Karriere gemacht. Die Raucharomen können sich nicht nur in Würstchen, Schinken und Räucherfisch verbergen, sondern auch in geräuchertem Käse, Tofu, in Chips und Crackers, in Pizza, Suppen, Fleischmarinaden, Salatsaucen, Suppen, Baked Potatoes, Saucen, Dips, Ölen. Ein förmliches Zulassungsverfahren gab es wie bei allen Aromen nicht. Die Food-Hersteller konnten sie seit Jahren ganz nach Gusto ohne Gesundheitsprüfung einsetzen und taten dies auch auf breiter Front.

Dann aber hat die europäische Behörde für Lebensmittelsicherheit im italienischen Parma (Efsa) diese Geschmacksstoffe erstmals untersucht – und im Frühsommer 2009 gesundheitliche Bedenken geäußert. In Tierversuchen hatten sie zu Lymphknotenerkrankungen und Erbgutschäden geführt. Die Effekte seien zwar erst in höherer Dosis aufgetreten, doch angesichts der weiten Verbreitung der Stoffe seien Gesundheitsbedenken angebracht.

Um das tatsächliche Gesundheitsrisiko abschätzen zu können, wäre es nun wichtig zu wissen, wie viel Industrierauch eingesetzt wird. Und um ihm entgehen zu können, wäre es für die Verbraucher interessant, wo er überall enthalten ist. Leider zählen solche Fragen in der Parallelwelt der industriellen Nahrung zu den schwierigsten. Die Behörden tappen im Dunkeln, die Hersteller auch und die Verbraucher erst recht.

Die deutsche Bundesregierung machte auf Anfrage keine Angaben zur Frage, in welchen Produkten die bedenklichen Aromen enthalten sind. Immerhin sollen in eine künftige »Positivliste« nur Raucharomen aufgenommen werden, die »keine Risiken für die menschliche Gesundheit« darstellen und den Verbraucher nicht irreführen, so eine Sprecherin des Ministeriums. Lebensmittelkontrolle ist eigentlich Ländersache. Doch auch die Landesbehörden sind mit der Welt der Industrienahrung überfordert. Immerhin haben sie das Ausmaß des möglichen Risikos durch industriellen Neu-Rauch erkannt. »Bei den Sicherheitsbewertungen muss die vielseitigere Verwendungsmöglichkeit von Raucharomen im Vergleich zum herkömmlichen Räuchern berücksichtigt werden«, so ein Sprecher des baden-württembergischen Ernährungsministeriums.

Wohl wahr. Leider weiß auch dieses Ministerium nicht, in welchen Erzeugnissen sich die Raucharomen verbergen.

In der komplizierter werdenden Parallelwelt der industriellen Nahrung haben die Behörden kapituliert und die Verantwortung weitgehend den Herstellern überlassen. Leider wissen auch diese nicht so genau, was sie wo in welchen Mengen einsetzen. Sie sind schließlich, so ist das in der Industrie, von ihren Zulieferern abhängig. Und die sind offenbar hinsichtlich ihrer Rezepturen ziemlich wortkarg, nicht nur gegenüber der Öffentlichkeit, sogar gegenüber dem größten Nahrungshersteller der Welt.

Der Food-Multi Nestlé jedenfalls hat keinen Überblick über die von ihm eingesetzten Raucharomen. Der Konzern beziehe sie, so Nestlé auf Anfrage, von Lieferanten und habe daher selbst keine genaue Kenntnis: Es handle sich »um komplizierte Rezepturen, die von den Aromen-Lieferanten aus Wettbewerbsgründen nicht im Detail bekannt gegeben werden.«

McDonald's hüllt sich ebenfalls in Schweigen über das eingesetzte Raucharoma. Es ist zum Beispiel in der »Barbeque-Sauce« enthalten, die es etwa zu Chicken McNuggets gibt. Ob dabei in diesem McDonald's-Produkt die von der Sicherheitsbehörde EFSA inkriminierten, gesundheitlich bedenklichen Substanzen enthalten sind, mochte die Firma auf Anfrage nicht sagen. In Sachen Raucharomen würde McDonald's Europa aber auf jeden Fall »eng mit der EFSA zusammenarbeiten« und sich, wenn es so weit ist, »nach den finalen Empfehlungen der EFSA richten.«

Die Firma Red Arrow, einer der Erzeuger von Rauch aus Kübeln, gab sich »nicht überrascht« über die Entscheidung; die Raucharomen »können nicht gänzlich unbedenklich sein«, da sie ja Mikroorganismen abtöten sollten, »ganz wie echter Rauch«. Echter Rauch sei auch nicht gesund, im Vergleich dazu sei der industriell erzeugte Rauchgeschmack sogar noch gesünder. Das mag vielleicht stimmen, doch wenn die eingesetzte Menge an Fertigrauch größer wird, dann steigt auch das Risiko.

Eigentlich wäre es für die genaue Risikoabschätzung sehr wichtig, die Verzehrmengen zu kennen. Das wissen auch die staatlichen Stellen, die solche Zusatzstoffe zulassen, etwa bei der Europäischen Union. Daher hat die EU viele neue Zusatzstoffe nur mit der Maßgabe zugelassen, dass der Verbrauch auch überwacht wird.

Sehr vernünftig, möchte man meinen. Nur: Leider kümmern sich manche Mitgliedstaaten einen feuchten Kehricht darum.

Die Bundesrepublik Deutschland zum Beispiel. Sie müsste eigentlich nach einer EU-Vorgabe seit dem Jahr 1995 eine Statistik über den Verzehr von solchen Zusatzstoffen aufstellen. Doch die Bundesregierung sträubt sich seither hartnäckig dagegen.

Auch bei der sogenannten Nationalen Verzehrsstudie II im Jahr 2008 hat sie darauf verzichtet, Erkenntnisse über die Verbreitung der chemischen Nahrungszusätze in der Bevölkerung zu sammeln: Der Widerstand aus der Industrie war zu groß. Sie weigert sich, so klagen die zuständigen Behörden, Daten über die verwendeten Zusätze preiszugeben.

Die Industrie fürchtet Verbote und Verbrauchsbegrenzungen. Sie hat daher ihre Lobbybemühungen verstärkt, um den schönen und einträglichen Zustand des offiziellen Nichtwissens weiter aufrechtzuerhalten. Denn es gibt Hinweise, dass von vielen Zusatzstoffen weit mehr verzehrt wird, als für die Menschen gut ist. Vor allem für die Kinder.

Nach einer EU-Studie, an der Deutschland allerdings nicht teilgenommen hat, nehmen Kinder von jenen Sulfiten, wie sie in Pfanni-Püree verwendet werden, mehr als das Zwölffache dessen zu sich, was noch akzeptabel ist. Und auch bei anderen Chemikalien liegen sie weit über dem Limit (Hans-Ulrich Grimm: *Echt künstlich*).

Immerhin: Wenn sie die Packungen aus dem Supermarkt kaufen, können die Leute sich im Kleingedruckten wenigstens informieren, welche Zusätze sie mit verspeisen. Und die Packungen mit Chemie stehenlassen. Anders sieht es aus, wenn sie ins Restaurant gehen, zu McDonald's, in die Kantine, oder wenn das Essen mittags in den Kindergarten geliefert wird. Da kommen die Zusätze häufig inkognito, und mitunter noch anderes dazu.

Und die Gäste haben keine Wahl.

3. Fliegende Holländer

Kantinenessen kann Ihre Gesundheit gefährden

Die heimlichen Ernährer der Nation | Eltern kämpfen gegen Massennahrung im Kindergarten | Fertigkost im Ristorante | Essen im Krankenhaus: Das haut den Gesündesten um | Bordverpflegung aus dem Plastiknapf: was die holländische Airline KLM ihren Passagieren zumutet

Das Leben ist schön, im Sommer am See. Im Strandbad hüpfen Kinder ins Wasser, eine dicke Dame sonnt sich im roten Bikini, Ruderer tragen Holzboote ins Wasser, kleine Segelyachten kreuzen über den See. Dazu zwitschern die Vögel, Bäume rascheln leise im Wind, fröhliches Kindergeschrei verbreitet unbeschwerte Stimmung, und aus dem Radio klingen Schlager. Das Städtchen Storkow ist ein hübscher Ort mit 6000 Einwohnern, 60 Kilometer von Berlin entfernt in einer reizvollen Seenlandschaft: Der Storkower See liegt gleich neben dem Ort, der Scharmützelsee ist nicht weit.

In jenem Jahr war die Stimmung in Storkow nicht so unbeschwert, weder bei den Kindern noch bei ihren Eltern. Der fünfjährige Thomas beispielsweise stand eines Morgens auf und rannte gleich »aufs Klo«, wie seine Mutter erzählt. Auch das Frühstück behielt er nicht lange bei sich: »Der hat alles rausgebrochen.« Sie ging mit dem Kleinen gleich zu Frau Dr. Barbara Kowalsky, der Kinderärztin, die ihre Praxis in einem schmucken kleinen Neubau-Häuschen am Ortsrand hat. Die Diagnose kam nicht überraschend, sagt die Mutter: »Da wusste doch schon jeder, dass das Salmonellen sind.«

Salmonellen zählen zu den Top-Erregern des globalen Nahrungs-Business. Sie finden sich häufig in den Schlagzeilen der Weltpresse. Denn sie lösen häufig kleine oder größere Gruppenerkrankungen aus.

Thomas war an diesem Dienstag nicht der Erste, der mit den typischen Beschwerden zu Frau Dr. Kowalsky kam. Schon seit Sonntag war die Ärztin im Dauereinsatz. Als Thomas dann am Dienstag kam, waren die Kliniken in der Umgebung alle schon belegt. Er musste ins 70 Kilometer entfernte Frankfurt/Oder gebracht werden. Eine Woche musste der Kleine im Krankenhaus bleiben. Thomas hatte die Vanillesoße zur Roten Grütze in der Kindertagesstätte Spatzen-Nest gegessen. Nicht alle Kinder hat es dort so schlimm erwischt wie Thomas. 327 Kinder wurden zu jener Zeit untersucht, der amtliche Untersuchungsbericht zählte 281 Erkrankte. Ursache: Vergiftung mit *Salmonella enteritidis* (LT 8/7). Die Symptomatik laut Untersuchungsbericht des Landesgesundheitsamtes Brandenburg: »Durchfall (breiig, wässrig, schleimig, z. T. blutig), Übelkeit, Erbrechen, Fieber, Kreislaufbeschwerden, Kopfschmerzen, Bauchkrämpfe. Der Verlauf der Erkrankungen war vorwiegend mittelschwer.« Auch die Quelle der Vergiftung wurde gefunden und amtlich identifiziert: »Vanillesoße, Nachspeise zum Mittag gegessen vom 15.01.98«.

Überall in der Stadt erkrankten die Kleinen, in vier Kindergärten, drei Schulen, auch einige Stadtbedienstete waren betroffen. Alle bezogen ihr Essen aus der Kindertagesstätte Zwergenland, die zur Arbeiterwohlfahrt gehört. Dort hängen lustige Bilder vom Pumuckl in den Fenstern, Eulen, Pinguine und Drachen. Daneben liegt ein Wasserwerk, kleine Häuser, reihenweise Garagen.

Gekocht wird hier allerdings nicht: Neben der Küche gibt es eine Anlieferungsrampe, hier wird angeliefert und weiterverteilt. Und die beleibte Küchenchefin in ihrem weißen Kittel ist nicht bei der Arbeiterwohlfahrt angestellt, sondern bei der Firma Dussmann. Die Firma Dussmann zählt zu den ganz Großen in der deutschen Catering-Industrie, jenen Großverpflegern, die Kantinen, Restaurants, Krankenhäuser und eben auch Kindergärten versorgen.

Schuld an der Erkrankungswelle war die Firma nicht. Der Staatsanwalt strich die Segel, die Firma Dussmann sah sich unschuldig: »Bislang können wir nicht erkennen, inwieweit unserer Vertretung vor Ort ein Vorwurf zu machen wäre.« Trotz aller Bemühungen um Hygiene und Qualität sei »offenbar ein unbeeinflussbares Restrisiko nicht gänzlich auszuschließen«, konstatierte die Firma Dussmann nach der Epidemie.

Wer trägt dann die Verantwortung?

Schwer zu sagen. Sicher ist: Das industrielle System begünstigt solche Krankheitsausbrüche. Die Salmonellen profitieren gleich in mehrfacher Weise von der Industrialisierung der Nahrungsproduktion – zum einen breiten sie sich in den Massenställen der Hühnerbarone ganz prächtig aus. Nach einem Bericht des deutschen Bundesamtes für Risikobewertung (BfR) aus dem Jahr 2006 tauchen sie besonders häufig in Betrieben mit Tausenden von Hennen auf; in Betrieben mit mehr als 3000 Tieren waren 30 Prozent befallen, bei über 30 000 Tieren waren zwei von drei Hennen mit Salmonellen infiziert.

Zudem können sich die Erreger durch Massenproduktion weit ausbreiten. Im Sommer 2009 musste der kalifornische Fleischverarbeiter Beef Packers Inc Hunderttausende Hackfleischprodukte wegen Salmonellenverdachts zurückrufen – 350 Tonnen insgesamt. Ein halbes Jahr zuvor wurden in den USA 125 verschiedene Produkte von Lebensmittelfirmen zurückgerufen, weil sie salmonellenverseuchte Erdnussbutter enthielten. Hunderte von Konsumenten waren erkrankt, sechs gestorben.

Oft kommt es zu schwierigen Ermittlungen, wenn Menschen erkranken, erst wenige, dann mehr und mehr, und keiner findet zunächst einen Zusammenhang.

Wie bei jenem Ausbruch im Jahr 1994: Im Spätsommer jenes Jahres häuften sich im Südosten des US-Bundesstaats Minnesota Vergiftungen mit Salmonellen. Bald trafen Meldungen aus anderen Bundesstaaten ein. Tag um Tag, Woche um Woche vermehrten sich die Fälle. Überall in den Vereinigten Staaten traten Vergiftungen mit *Salmonella enteritidis* auf. Insgesamt waren es schließlich 224 000 Fälle – die größte Epidemie, die weltweit jemals bekannt geworden war.

Schließlich stellte sich heraus, dass die Ursache für die Erkrankungen »Schwan's« Eiskrem war. Schwan's ist ein Lieferdienst, der von einer Fabrik in Marshall, Minnesota, Eis an Haushalte in fast allen US-Bundesstaaten liefert. Und er hatte die winzigen Krankheitserreger übers ganze Land verteilt.

Die sogenannte Catering-Industrie hat ein ganz neues Potenzial der Verbreitung erschlossen: Die Verpflegung in Kantinen und Schulen, in Krankenhäusern, Kindergärten, Altenheimen.

Früher waren es einfache Großküchen, die für Hunderte von Leuten kochten. Inzwischen sind die Großküchen immer größer geworden, und die hinter ihnen stehenden Unternehmen wurden zu global agierenden Konzernen. Der Salmonelle hat das nur genutzt: Salmonelleninfektionen sind, so *Focus online* im Jahr 2008, eine »Epidemie aus der Großküche«.

Die Catering-Industrie ist, von der Öffentlichkeit weitgehend unbemerkt, zum heimlichen Ernährer der Bevölkerung geworden – rund um den Globus. Die Catering-Unternehmen sind die Gewinner des Sparwahns, der Unternehmen, Krankenhäuser und Kindergärten erfasst hat. Sie können, weil sie im Großen produzieren, billiger anbieten, jedenfalls behaupten sie das, und die Kostenrechner und Controller glauben ihnen – auch wenn erfahrene Kantinenleiter und Kindergartenköchinnen versichern, dass sie da durchaus mithalten können.

Die Catering-Unternehmen betreiben die Industrialisierung der Großküchen, und sie liefern die Gesundheitsrisiken gleich mit. Denn die Industrialisierung und Rationalisierung hat auch hier zur Folge, dass Lebensmittel zentral verarbeitet, lange gelagert, weit transportiert werden müssen. Damit wird das Essen weniger wert, denn es gibt mehr und mehr Nährstoffverluste.

Gleichzeitig wächst das Risiko, dass Krankheitserreger wie Salmonellen sich ausbreiten. Je zentraler und gigantischer die Catering-Unternehmen produzieren, desto größer ist die Zahl der möglichen Erkrankungen.

Die Weltgesundheitsorganisation sorgt sich schon um wachsende Risiken, weil »immer mehr Menschen ihr Essen von Restaurants, Kantinen, Schnellimbissen und Straßenhändlern zubereiten lassen.« Auch der *Schweizerische Ernährungsbericht* 1998 konstatiert: »Die Massenverpflegung hat in epidemiologisch neue Dimensionen geführt.«

Im *Schweizerischen Ernährungsbericht* 2005 lagen Orte der »Kollektivverpflegung« wie Restaurants und Kantinen, aber auch Catering, bei bakteriellen Infektionen an der Spitze.

Schon 1993 hatte der Codex Alimentarius, die Welt-Lebensmittelbehörde der Vereinten Nationen, Hygienestandards »für die Großverpflegung im Cateringbereich« erlassen. Denn, so die Erkenntnis: »Die epidemiologischen Daten zeigen, dass viele Ausbrüche von Lebensmittelvergiftungen durch Lebensmittel verursacht werden, die in der Massenverpflegung hergestellt wurden.« Und: »Großflächige Catering-Einrichtungen sind aufgrund der Lagerungs- und Handhabungsbedingungen der Lebensmittel besonders gesundheitsgefährdend.«

Und eine Studie im Auftrag des britischen Parlaments ergab, wie *FT Food Business*, der Branchendienst der *Financial Times*, im Oktober 1997 berichtete, dass sich bei denjenigen, die in Restaurants oder Kantinen essen, die Wahrscheinlichkeit, »an einer Lebensmittelvergiftung zu erkranken, um ein Vielfaches erhöht« gegenüber jenen, die zu Hause speisen. Die Untersuchung unter Leitung von Mike Norton, dem Direktor des Parlamentsbüros für Wissenschaft und Technologie, zeigte, dass 44 Prozent aller Lebensmittelvergiftungen von Restaurants, Kantinen und ähnlichen Stätten ausgingen (sogenannten »catering outlets«), während nur 25 Prozent aller Mahlzeiten dort eingenommen wurden. Die Zahl der Vergiftungen habe sich überdies in den letzten zehn Jahren verdoppelt. »Auswärts essen geht nicht nur ins Geld, es kann auch Ihrer Gesundheit schaden«, folgerten die Ess-Experten der *Financial Times*, und forderten die »Catering-Industrie« auf, sich verstärkt um diese Risiken zu kümmern. Schließlich sei die expandierende Branche in hohem Maß »auf das Vertrauen ihrer Kundschaft angewiesen.«

Häufig befinden sich die Opfer auf See: 2001 beispielsweise erkrankten 100 Passagiere der *ms Switzerland* auf einer Kreuzfahrt vor Norwegen – ein ganz typischer Erkrankungsort, auch weil sich die Betroffenen leicht untereinander verständigen und austauschen können. 2006 waren es 80 von über 600 Passagieren auf dem zypriotischen Schiff *Ivory*, die auf Kreuzfahrt durch die Ägäis waren. 14 wurden ins Krankenhaus auf der griechischen Insel Lesbos eingeliefert, davon acht Kinder.

Oft sind Kinder die Betroffenen; im Jahr 2007 beispielsweise erkrankten 16 Kinder und eine Erzieherin in Nordrhein-Westfalen, im Ennepe-Ruhr-Kreis und in Hagen. Auslöser: Salmonellen aus einer Großküche, die 14 Kindertagesstätten und eine Ganztagsschule belieferte. Im Jahr 2009 reichte eine australische Familie eine 10-Millionen-Dollar-Klage (6 Millionen Euro) gegen die US-Fastfood-Kette Kentucky Fried Chicken ein: Die elfjährige Tochter hatte vier Jahre zuvor einen salmonellenverseuchten »Chicken Twister Wrap« gegessen und saß fortan hirngeschädigt im Rollstuhl. KFC wies die Vorwürfe zurück.

Mitunter trifft es Kranke und Senioren, wie bei einer Salmonellenepidemie in Fulda, die monatelang die Schlagzeilen beherrschte. Eine Sondertruppe von 40 Experten recherchierte in jenem Sommer 2007 im betroffenen Krankenhaus, befragte Patienten und Mitarbeiter. Auch Seuchenexperten vom Berliner Robert Koch-Institut (RKI) waren eingeschaltet. Die Staatsanwaltschaft ermittelte. Insgesamt waren damals 271 Menschen erkrankt, acht starben, wobei nicht in jedem Fall die Salmonellen die Ursache waren.

Ein Schuldiger wurde nicht gefunden. Woher der Erreger stammte, wer für die Ausbreitung verantwortlich war, konnte nicht geklärt werden. Immerhin so viel fanden die Ermittler heraus: Bei einer Erkrankungswelle löste ein Apfelmus-Sahne-Dessert die Erkrankungen aus, ein andermal eine Salatsauce. Auch zwei Puddingsorten waren kontaminiert.

Die Großküche im Klinikum wurde geschlossen, saniert und ein Jahr später wieder eröffnet.

Je größer die Menge, die produziert wird, desto größer ist der Kreis der möglichen Betroffenen. So ein Apfelschnee kann mithin zum Risikoträger werden. Auch eine Tomate, ein Spinatblatt, ein Eis – alles kann mit Salmonellen verseucht sein und, vieltausendfach verbreitet, zum Erregerträger und Krankheitsauslöser werden.

Die Kantine hatte noch nie einen besonders guten Ruf. Früher mussten nur die Werktätigen diesen Ort, wenn der Magen knurrte, aufsuchen. Heute entkommt kaum noch einer dem Catering. Ob Ikea-Restaurant oder Deutsche Bahn, Bundestag oder Bundeswehr: Catering ist überall.

Auch in der Luft, an Bord der Flugzeuge, und dort über den Wolken wird das Niveau immer unterirdischer. KLM beispielsweise, die niederländische Airline, schämt sich nicht, auf Langstreckenflügen etwa von Shanghai nach Amsterdam ekelhaft chemisch riechende und schmeckende Instantnudeln aus dem Plastiknapf zu servieren. Die Erfinder der Hollandtomate sind auch im Luftverkehr führend bei der Absenkung kulinarischer Standards.

Bisher nehmen das die Leute mit erstaunlicher Gelassenheit hin. An Bord jedenfalls gab es keine größeren Proteste. Am Boden hingegen entwickelt sich mitunter Widerstand gegen die Großverpfleger. Vor allem, wenn es um die Kindergärten geht.

»Die Flasche ist gerade weg, da kommt die erste feste Nahrung aus der Aluschale«, empörte sich Andrea Gambel-Müller, die Vorsitzende des Gemeinsamen Elternbeirats der Städtischen Krippen Münchens, gegenüber einem Reporter der *Süddeutschen Zeitung* schon im Jahr 1998.

Eine Emnid-Umfrage unter Münchener Eltern ergab 2006, das 83 Prozent der Befragten gern Bio- und Frischkost in Kindergärten und Schulen hätten. In Bayern scheinen die Eltern besonders sensibel zu sein hinsichtlich der Ernährung der Kleinen, doch auch anderswo regten sich Initiativen und Proteste gegen vorgefertigte Massennahrung im Kindergarten.

»Das Essen der Kinder ist ein hochsensibles Thema«, sagte Anna Kedziora vom Vorstand des Gesamtelternbeirats der Kindertagesstätten in Stuttgart im Jahr 2006, als ein Streit über die künftige Versorgung der Kleinen entbrannt war. »Eltern wehren sich gegen Krankenhauskost für Kinder«, titelte die *Stuttgarter Zeitung*. Bisher bekamen sie alles von sogenannten »Stützpunktküchen«, in denen alles frisch gekocht wurde. Nun sollte rationalisiert werden, die Kleinen sollten wie die Kranken in den Hospitälern aus einer Zentralküche versorgt werden.

Die Eltern hätten gern eine eigene Küche in jeder Einrichtung. Aber, das sah Frau Kedziora gleich ein: »Das lässt sich natürlich nicht finanzieren.« Klar, das Land, das stolz auf seinen Titel als Exportweltmeister ist und in dem neue Autos durchschnittlich 126 PS haben, hat nicht genug Geld, um seine Kinder angemessen zu ernähren.

Immerhin publizierte die deutsche Bundesregierung im Jahr 2009 erstmals »Qualitätsstandards für die Verpflegung in Tageseinrichtungen für Kinder«. Es ist kein besonders radikal-feinschmeckerisches Papier; die Bundesregierung ist beispielsweise nicht grundsätzlich gegen Vorgekochtes im Kindergarten. Allerdings plädiert sie für eine gewisse Zurückhaltung beim Fertigessen.

So sollten »Pommes frites, Kroketten oder Kartoffelpüree als Halbfertig- und/oder Fertigprodukt max. 1-mal pro Woche« verabreicht werden. Und wenn die Kinder schon »Convenience-Produkte«, also Fertiggerichte, verzehren müssten, sollten sie aus »Gründen der Ausgewogenheit und Vielfalt« wenigstens zusätzlich »frische« Lebensmittel bekommen. Die Bundesregierung hat akzeptiert: »In Küchen von Tageseinrichtungen für Kinder ist der Einsatz von Convenienceprodukten üblich.«

Es geht, wie immer, ums Geld.

Besonders wenig Geld ist seltsamerweise in den deutschen Krankenhäusern fürs Essen übrig. Zwar kostet dort die Vollpension für Privatpatienten 300 bis 600 Euro, doch beim Essen müssen fünf bis sechs Euro am Tag reichen. »Das Budget wird natürlich primär für die medizinische Versorgung verwendet«, räumte Gerd Norden ein, der Hauptgeschäftsführer der Leitenden Krankenhausärzte Deutschlands.

Da muss dann am Essen gespart werden wie damals nach dem Krieg. Ein paar Kartoffeln weniger, nur eine halbe Scheibe Hackbraten, in diesem Stil geht das offenbar: »In manchen Kliniken reicht schlichtweg die Essensmenge nicht aus, um den Patienten ausreichende Energie in Form von Kalorien zuzuführen«, sagt Professor Stephan Bischoff, Ernährungsmediziner an der Universität Hohenheim. Eine Studie der Deutschen Gesellschaft für Ernährungsmedizin (DGEM) hatte im Jahr 2005 ergeben, dass jeder vierte Krankenhauspatient unterernährt sei. Nach einer Berliner Studie sind es unter den Bewohnern von Altenheimen sogar bis zu 50 Prozent.

Schon der Ernährungsbericht 1996 der deutschen Bundesregierung bemängelte den schlechten Ernährungszustand der Senioren in Heimen und Hospitälern. Das Speiseangebot zeige unverkennbar »Defizite«, sowohl »hinsichtlich des Geruchs, Geschmacks und Aussehens als auch im Hinblick auf den Nährstoffgehalt«, was »zur unzureichenden Nahrungs- und Nährstoffaufnahme beitragen« könne. »Das Essen im Krankenhaus ist zu fett und enthält zu wenig frisches Obst und Gemüse«, bemängelte Professor Günther Wolfram vom Lehrstuhl für Ernährungslehre an der Technischen Universität München. »Manchen Patienten rate ich, sich zusätzliches Essen von außen kommen zu lassen.«

So wird das auch in Afrika und in ländlichen Gebieten Chinas gemacht. Ausgerechnet in den teuren Hightech-Hospitälern am Standort Deutschland liegt die Nahrungsversorgung auf dem Niveau von Entwicklungsländern.

Das Bewusstsein für den Wert der Nahrung ist in ansonsten hoch entwickelten Ländern wie Deutschland oder auch den USA offenbar unterentwickelt, nicht nur bei den Krankenhausträgern, den Sozialverbänden, in den Städten und Kreisen und bei ihren verantwortlichen Politikern. Auch unter den Medizinern. Deren geringes Problembewusstsein kritisiert der Ernährungsmediziner Christian Löser vom Rotkreuz-Krankenhaus in Kassel: »Wir können die tollsten Therapien durchführen. Aber ob jemand was Vernünftiges und ausreichend zu essen bekommt, das interessiert niemanden.«

Dabei wäre das Essen ja wichtig, um die Patienten zu stärken, ihre Abwehrkräfte zu unterstützen, den Körper wieder in Form zu bringen. Das Essen sollte ausreichend Vitamine enthalten, Mineralstoffe, Nährstoffe aller Art. Stattdessen enthält der Speiseplan mancherorts über die ganze Woche lauter Gerichte mit seltsamen Zutaten, dargestellt durch Zahlen.

Zum Beispiel in den Kreiskliniken Böblingen bei Stuttgart in der Woche vom 20. November bis 26. November 2006: Am Montag gab es eine Nudelsuppe 1*3*4*, am Dienstag eine Tomatencremesuppe 1*3*4*, und auch an den Tagen darauf gab es jeden Tag eine Zahlensuppe. Der Tafelspitz an

Meerrettichsoße war mit einer 4* garniert, ebenso das Kartoffelgratin, der Grüne Salat, das Kartoffelpüree. 4* bedeutet: Geschmacksverstärker.

Das sind die Zutaten in dieser Küche. Die 1* bedeutet zum Beispiel: Farbstoffe. 2* steht für Konservierungsstoff, 3* bedeutet: Antioxidationsmittel. 6* ist der Süßstoff Aspartam. 7* bedeutet: geschwefelt. Die ganze Woche über gab es praktisch kein Gericht – mit Ausnahme der Desserts – ohne diese Chemikalien. Alle Suppen wurden offenbar eingefärbt. Die meisten enthielten dazu Konservierungsstoffe und Geschmacksverstärker. All diese Zusatzstoffe sind höchst umstritten, aus verschiedenen gesundheitlichen Gründen. Ob solch chemiehaltiges Essen der Genesung der Kranken förderlich ist, mag zweifelhaft sein.

Es dient dazu, Kosten zu sparen. Den Patienten dient es nicht.

Die Versorgung der Krankenhäuser ist ein profitables Geschäft: Viele Groß-Caterer tummeln sich dort, auch Food-Multis wie Nestlé, und auch die Firma Dussmann, jenes Unternehmen, das das Salmonellen-Dessert für die Kinder in Storkow am See geliefert hatte. Offenbar lässt sich gerade an den Billigportionen für die Patienten prächtig verdienen.

Die Firma Dussmann war ursprünglich eine kleine Putzfirma. Mittlerweile macht sie einen Umsatz von 1,4 Milliarden Euro, hat ein Hauptquartier an der Berliner Friedrichstraße, mit gläsernem Aufzug, schicken Büros, Kunst an den Wänden und Angestellten, die Designerbrillen tragen. Dussmann hat den Zuschlag für die Verköstigung der Mitarbeiter und Abgeordneten im Berliner Reichstag und den zugehörigen Behörden bekommen – auch für die Kindertagesstätte des Bundestags. An die 2000 Essen liefern sie durchschnittlich jeden Tag aus.

Firmengründer Peter Dussmann hat sich 1963 mit 2000 Mark Kredit und einer kleinen Putzkolonne selbstständig gemacht, schließlich brachte er es zu einer Villa im kalifornischen Malibu direkt neben der von Thomas Gottschalk.

Sein Erfolgsrezept hat er in einem Gespräch mit dem *Spiegel* verraten: »Wir arbeiten viel rationeller, als das ein normaler Industriebetrieb kann. Wir haben zum Beispiel eine spezielle Abteilung Gebäudereinigung, die nichts anderes macht, als zu gucken, was es an neuen Geräten, an neuer Chemie auf dem Markt gibt, um die Arbeit noch schneller, noch effektiver zu machen. Das gilt genauso fürs Catering. Da arbeiten wir heute mit vorgekochten Gerichten, sodass man die Küchen verkleinern und als Folge im Preis runtergehen kann.«

Die Billigkost begeistert vor allem die Buchhalter, und Dussmann expandiert: Die Firma hat fast 53 000 Mitarbeiter in 26 Ländern (Stand 2009). Sie ist in Italien vertreten, in Luxemburg und Österreich, Dussmann betreibt eine Großkantine in Polen, Seniorenheime in Estland, Österreich und Italien, eine Stadtreinigungsfirma in Bulgarien. Der Konzern verpflegt das bulgarische Militär und verköstigt das größte staatliche Krankenhaus in Ho Chi Minh Stadt, Vietnam. Dussmann versorgt nach eigenen Angaben auch die gesamte italienische Polizei mit über 2 Millionen Mahlzeiten, vom Frühstück über Mittag- bis zum Abendessen. Dabei gibt es in italienischen Großküchen des Konzerns offenbar noch ziemlich hausgemachte Kost: »In jeder der 69 Küchen wird frisch gekocht«, teilt das Hauptquartier in Berlin mit.

Da scheinen die Carabinieri noch Glück gehabt zu haben.

Mitunter ist es auch so, dass von vorne alles aussieht wie ein Ristorante, aber der Padrone hat im Keller die Kübel mit Suppe und Saucen versteckt. Denn manchmal steckt hinter einem scheinbar kleinen Ristorante ein Catering-Riese.

So wie bei Roberto, einem Italiener in Berlin. In seinem Ristorante hängt eine Wurstgirlande im Raum, Knoblauch und Zwiebeln dienen als Zierde; sogar der Chiantiwein steht herum in der schönen alten Flasche mit dem Bastgeflecht am Bauch. Auch einen Herd hat Roberto und Töpfe und einen Backofen, das sehen die Gäste schon vom Eingang aus. All dies braucht Roberto allerdings gar nicht, denn die dekorative Ecke ist eher Kulisse, eine sogenannte »Showküche«, wie das in der Fachsprache heißt. Denn Roberto kocht hier eigentlich nicht.

Roberto ist ein Koch neuen Typs, ein virtueller Koch gewissermaßen. Er verfügt über die nötigen Accessoires, die Töpfe, den Knoblauch und einen italienischen Namen. Roberto hat auch das Gespür für die Wünsche seiner Kunden und die zeitgemäße Inszenierung. Für die Speisekarte hat Roberto sogar persönlich zur Feder gegriffen, »Benvenuti« grüßt er herzlich als »Padrone« und verkündet: »Italienische Speisen aus allen Regionen meines schönen Heimatlandes möchte ich Ihnen im Ristorante Portobello servieren.«

Das hat Roberto schön formuliert, es passt ja auch zur Inszenierung. Zur Wirklichkeit allerdings nicht ganz: Denn die Speisen kommen nicht unbedingt aus dem Land, in dem die Zitronen blühen, sondern meist aus Mecklenburg-Vorpommern. Der Padrone hat zwar einen italienischen Namen, doch Roberto heißt er nicht. Und sein Ristorante heißt auch nicht Portobello. Roberto möchte seinen Namen ebensowenig gedruckt sehen wie den seines Restaurants, was zu respektieren ist, denn Roberto war so freundlich, eine ganz persönliche Führung hinter den Kulissen zu veranstalten, »backstage«, wie das im Showbusiness heißt.

Roberto lässt bei der Firma Block Menü kochen. Die sitzt in Mecklenburg-Vorpommern und beliefert insgesamt 1000 Hotels und Restaurants in Deutschland. Roberto muss nur noch aufwärmen. Dafür hat er hinter der Showküche einen Raum mit drei kühlschrankgroßen Edelstahl-Objekten, in denen die Block-Beutel erhitzt werden, außerdem einen mittelgroßen Herd mit sechs Flammen, wie ihn neuerdings ambitionierte Hobbyköche auch zu Hause haben.

In dem gastronomischen Komplex, in dem Roberto wirkt, befinden sich noch mehrere andere Restaurants, ein asiatisches beispielsweise und ein deutsches. Binnen kurzem können Roberto und seine Kollegen hier Essen für 1000 Menschen zaubern. Was auf die Speisekarte kommt, lässt sich drunten im Keller erahnen. Dort stehen in verschiedenen Kammern Kartons und Kübel, Eimer und Beutel. Fruchtsalat beispielsweise, Salat mit Italian Dressing, Gratinkartoffeln, Champignoncremesuppe. In manchen Kellerräumen weht ein kühler Wind, dort wird Verderbliches mit einem Ventilator umfächelt bei Temperaturen knapp über null. Es gibt Eimer mit Kartoffelsuppe, Gulaschsuppe. In einem anderen Raum, weiter hinten im Keller, ist es wärmer. Da sitzen zwei junge Menschen und zählen die neu eingetroffenen Kartons. Es mutet ein bisschen wie bei Gulliver im Reich der Riesen an, denn viele der Kartons sehen aus wie vergrößerte Versionen der Fertigsachen aus dem Supermarkt. Es gibt Püree von Pfanni, Desserts von Nestlé, Götterspeise mit Waldmeistergeschmack, Rote Grütze, Fruchtsuppe.

Das muss alles nicht ungesund sein. Vermutlich ist es sogar klüger, man überlässt die Zubereitung der Speisen den Technikern und Ingenieuren bei Nestlé und Knorr statt einem vom Leben gebeutelten Laien, der sich irgendwann als Wirt versucht. Nur: Weder der Wirt noch gar der Kunde hat die Kontrolle über das, was aus den Kartons im Keller oder den Plastikbeuteln auf den Teller gekippt wird, die die Firma Block vorgekocht hat.

In manchen Fällen ist das vielleicht sogar besser so, denn immerhin ermöglicht Robertos Verfahren, gewisse Mängel in der eigenen Kunstfertigkeit auszugleichen. Doch nicht nur kulturpessimistische Kritiker klagen über einen Verlust an Kochkunst. Auch Gesundheitsexperten monieren das Verfahren und machen auf zunehmende Risiken aufmerksam. Schließlich haben manche Fleischklopse aus der Großküche eine Reise um den halben Globus hinter sich, bevor sie auf dem Teller landen. Salmonellen oder andere winzige Übeltäter haben unterwegs mancherlei Gelegenheit, sich zu vermehren. Nährstoffe können sich verflüchtigen, auch der Geschmack kann leiden oder die Konsistenz der Speise – weswegen die Technologen in den Essensfabriken oder Großküchen zu ihren bewährten chemischen Hilfsmitteln greifen, um die Speisen zu stabilisieren oder zu aromatisieren – mit den bekannten Gefahren bis hin zum allergischen Schock.

Und schließlich hat die Konzentration in der Großküchenbranche zur Folge, dass bei einem kleinen Fehlgriff oder einem hygienischen Missgeschick gleich Hunderte, ja Tausende darunter leiden müssen. Denn die modernen Massenköche haben, vom Publikum weitgehend unbemerkt, internationale Imperien aufgebaut. Das Catering ist zu einem globalen Geschäft geworden, das weltweit schätzungsweise einen Umsatz von einer Billion Euro erzielt. Die modernsten unter ihnen machen das Stammessen zum mittäglichen Erlebnis.

Die Firma Eurest beispielsweise, die zum weltgrößten Catering-Konzern, der britischen Compass-Gruppe, gehört (Umsatz 2008: weltweit 11,4 Milliarden Pfund (13 Milliarden Euro) füttert UNO-Mitarbeiter in Wien ab, Werktätige bei Opel in Rüsselsheim und Geldmenschen im Frankfurter »Commerzbank Plaza«, dem höchsten Bürogebäude Europas.

Auch der Dussmann-Konzern liefert schöne Erlebnisse, etwa das »visionäre Gastronomie-Konzept« »wandelBAR«. Den Kantinenbesucher erwarten »sieben Erlebnisbereiche«, von der »löffelBAR« mit Suppen über die »wunderBAR« mit gutbürgerlichen Gerichten bis zur »trinkBAR« mit – logisch – Getränken. Für den Betrieb ist der Vorteil klar: »Kostenersparnis pur«. Doch auch der Gast hat es schön, laut Reklameprospekt: »Die wandelBAR ist ein völlig neues Erlebniskonzept für die Betriebsgastronomie. Der Gast kann dem versierten Koch über die Schulter schauen. Das Essen wird für ihn zum Erlebnis, frisch und individuell zubereitet.«

100 solcher »wandelBAR-Restaurants« will Dussmann einrichten, bei der Telefongesellschaft o.tel.o in Düsseldorf verteilte die Pedus-Kantine schon gleich nach der Eröffnung 700 Essen täglich.

Von der Pilot-Kantine in der Stadtsparkasse Ludwigshafen war das Fachjournal *gv-praxis* ganz angetan; vor allem von dem kostensparenden Einsatz von Fertigkost, den sogenannten »Convenience«-Gerichten aus Tüten, Kartons und Beuteln. »Der hohe Einsatz von Convenience auf ganzer Linie« habe den Vorteil, dass teure Profiköche weitgehend entbehrlich sind. Stattdessen obliegt die Essensverteilung »freundlichen, servicebereiten Non-Professionals«. Vorteil: »Eine Produktionsküche entfällt.«

Eine leise Kritik hat das Magazin gleichwohl, und zwar an den Kühlschränken mit der Fertigkost. »Die Kühlschranktüren bieten freien Blick auf die Convenienceprodukte, die der Gast eigentlich nur in der Ausgabe appetitlich dampfen sehen sollte.« Monierte die branchenkundige Journalistin von *gv-praxis*: »Längst sollte eine Folie vorgeklebt sein – für das nächste Objekt hat man daraus gelernt, da werden die Kühlschränke andere Türen bekommen.«

Das Kantinenerlebnis erweist sich als Illusion, der Koch ist kein Koch, die Küche wie bei Roberto eine Showbühne, der industrielle Charakter der Speisen bleibt gewissermaßen unsichtBAR.

Der Koch muss eigentlich gar nichts wissen, sagte auch der Geschäftsführer von Block Menü (Umsatz der Block-Gruppe 2007: 190 Millionen Euro): »Ich würde es mir mit unseren Produkten ohne weiteres zutrauen, eine Küche ohne Köche zu betreiben.« So kann jeder Laie ein Lokal oder eine Kantine betreiben und dort, dank Block, allerlei Leckereien feilbieten. Es gibt Petersilienwurzelsüppchen (Artikel-Nummer 2110049), Roastbeef, gegart (2121071), Kartoffel-Frühlingslauchgratin (2116 001) und Grießflammeri (5414020). Sogar Hummerschaum im Glas, Safransauce, Tafelspitz, Osso Buco in Merlot und Lammhaxe in Schmorgemüse – wer nichts wird, wird jetzt noch leichter Wirt.

Schade nur, dass der Gast fast nie erfährt, welche Zutaten dabei zum Einsatz kommen. Die Wirte haben Hemmungen, sich als Block-Kunden zu bekennen, und auch Block bleibt diskret. »Es gibt einfach die Angst der Branche, geoutet zu werden«, so der Block-Chef. »Ich würde dem Gast die Convenience-Wahrheit nicht zumuten«, sagte der Manager vom Holiday-

Inn »Crown Plaza« zu einem Reporter. Denn die Wirte wissen ja, dass der Gast eigentlich etwas anderes will: »Der Gast will Frische und Regionales«, sagte Hamburgs Mövenpick-Küchenchef. Mövenpick wirbt deshalb ja auch nachdrücklich mit Frische. »Dass das unter Umständen auch Convenience bedeutet, will keiner so gerne aussprechen«, meint der Küchenchef. Nur einige der großen Hotelkonzerne bekannten sich zur Beutel-Cuisine: Interconti beispielsweise, die Holiday-Inn-Kette, Dorint und Mariott. Welche Convenience-Artikel zum Einsatz kommen, kann der Gast allerdings leider nicht erkennen.

Schwierig wäre es allerdings auch, alles, was nicht hausgemacht ist, auf der Karte auszuweisen. Wäre schon der Senf von Thomy kennzeichnungspflichtig? Oder erst die komplette Poulardenbrust in Champignonsauce aus dem Hause Block? Lauter ernste Fragen, zumal die wachsende Zahl der Allergiker ja auch ein verständliches Interesse an Informationen über die Speisen hat.

Siegfried Schaber, weiland Präsident des Verbands der Köche Deutschlands und später dessen Ehrenpräsident, hat sich über Forderungen nach einem Convenience-Aufkleber für Speisekarten allerdings »halbtot gelacht«. Solches Ansinnen kam aus der Sphäre des Genießer-Fachblattes *Der Feinschmecker*, denn für deren Chefredakteurin Madeleine Jakits bewegen sich die Beutelköche »an der Grenze zur arglistigen Täuschung«. Köche-Chef Schaber hingegen hält Herkunftsangaben auf Speisekarten im industriellen Zeitalter offenbar für vorgestrig: »Mercedes gibt doch auch nicht zu, welche Schrauben aus Korea stammen.« Schaber kann als durchaus ehrenwerter Vertreter seiner Branche gelten: Er war nicht nur Küchendirektor mehrerer Hotels und Restaurants in München, Gastronomiedirektor der Steigenberger Hotelfachschule in Bad Reichenhall, auch Präsident des Weltbundes der Köche, dazu Mitglied im Prüfungsausschuss für Auszubildende und Meister und Leiter des Dienstleistungszentrums des REWE-Großverbraucher-Service. Diskretion ist alles, und die Illusion, dass es sich bei dem Billigessen aus dem Kübel um pure hausgemachte Natur handelt. In Wahrheit ist es oft die bewährte Chemieküche, die auch bei den normalen Fertigprodukten aus dem Supermarkt zum Einsatz kommt.

Denn die Gründe für den Einsatz der Chemikalien sind die gleichen: Da alles in großen Mengen rationell verarbeitet wird, muss alles zentral gekauft,

gelagert, gekocht und dann verteilt werden. Lange Transporte, lange Aufbe-
wahrungszeiten – da geht der Geschmack flöten, die Verderbnis droht. Dagegen hilft nur die chemische Keule. Aromen, Geschmacksverstärker, Farbstoffe, Konservierungsstoffe. Leider erfährt der Esser im Restaurant davon
nur selten etwas und niemals Genaues.

Die Catering-Firma ETO beispielsweise, die zum Imperium von Dr. Oetker gehört, nimmt für den »Gefüllten Eierpfannkuchen mit Champignons
und Butterpilzen« unter anderem die folgenden Zutaten: neben Wasser, Eiern, Mehl, Milch und Pilzen eine gute Prise Chemikalien, modifizierte Stär-
ke, Backtriebmittel Natriumcarbonate, Säuerungsmittel Natriumphosphate,
Würze, Hefeextrakt, Dextrose, Aroma, Emulgator Sojalecithin.

Diese Angaben sind jedoch nur für den Aufwärmer in der Großküche gedacht. Der Esser wird damit nicht behelligt. Denn, so notiert das »Produkt-
datenblatt« von ETO/Dr. Oetker: »Zusatzstoffe: Die Kenntlichmachung von
Zusatzstoffen auf Speisekarten (gemäß § 9 ZZulV) ist nicht erforderlich.«

Gleiches gilt für die »Quiche vegetarisch«. Sie besteht aus: Weizenmehl,
Vollei, pflanzliches Öl, pflanzliches Fett, 11 % Mais, Vollmilch, 6 % Blumen-
kohl, Sellerie, Wasser, Zwiebeln, Erbsen, Möhren, saure Sahne, Lauch, Käse,
Hefeextrakt, modifizierte Kartoffelstärke, Salz, Kräuter, Emulgatoren (E 471,
Sojalecithin), Süßmolkenpulver, Gewürze, Hefe, Zucker, Säuerungsmittel
Citronensäure, Aroma, Vitamin A, Vitamin D3. Nüsse und Mandeln kön-
nen laut Hersteller »in Spuren enthalten sein«.

Ein Produkt mit Zutaten aus der Hexenküche der Chemie also. Doch auch
hier sagt ETO/Dr. Oetker: »Die Kenntlichmachung von Zusatzstoffen auf
Speisekarten (gemäß § 9 ZZulV) ist nicht erforderlich.« Das gibt es nicht nur
bei Dr. Oetker. Die Food-Multis verköstigen ihre Kunden alle mit ähnlichen
Mixturen. Die Verbraucher werden über die wahre Zusammensetzung im Un-
klaren gelassen. Was sie sich einverleiben, wird ihnen bewusst verheimlicht.

Die Regierungen haben die Lage längst nicht mehr unter Kontrolle. Schon
die Behörden der reichen Staaten sind völlig überfordert angesichts der
Komplexität einer Fertigpizza oder einer Packung Instantnudeln.

Noch mehr gilt das in den kleinen Staaten, deren Jahresbudget vielleicht
den Kasseneinnahmen eines mittleren Supermarktes entspricht. Deren Bewohner sind den Erzeugnissen der Food-Multis völlig wehr- und hilflos ausgeliefert.

Die chemische Parallelwelt der industriellen Nahrung breitet sich aus, rund um den Globus – und mit ihr kommen die Krankheiten. In den entlegensten Gebieten der Erde. Sogar in der Südsee.

Das Paradies ist bedroht. Es gibt jetzt Instantnudeln statt Kokosnüsse.

4. Insel ohne Palmen

Die weltweite Invasion der Dicken

Auch in der Südsee: Alle träumen vom Abnehmen | Die Kinder lieben Nestlé-Snacks aus Papua-Neuguinea | Abschied von der Kokosnuss | Die Coca-Kolonisierung der Welt: warum Nahrungsimporte die Leute fett und krank machen | Diabetes in China: die Krankheit der Chefs

Efitoni strahlte, Efitoni lachte. Er war kaum zu übersehen. Efitoni war damals der einzige Mann auf der Insel mit blondierten Haaren. Gegen fünf Uhr abends kam er ins Fitnessstudio, jeden Tag. Er stemmte Gewichte, turnte, hüpfte herum zu Disco-Klängen. Jeden Tag. Mit Erfolg. Mit 19 Jahren war Efitoni Ikahihifo der Sieger des Abspeckwettbewerbs im Königreich Tonga. Mit 131,4 Kilo hat er sich angemeldet, 107 Kilo brachte er zum Abschluss des Wettbewerbs noch auf die Waage.

Im Fitnessstudio war er nicht allein: Zehn, zwölf Leute strampelten sich gemeinsam ab, schön im Takt und immer rhythmisch. Draußen an der Tür hingen die »Diätrichtlinien für Tonga«, Tabellen über den Vitamingehalt von Kokosnüssen und die Eisenwerte von Mangos, Verzehrempfehlungen zugunsten der heimischen Gewächse (»Eat Island Food«). Und der Plan fürs Training: montags, mittwochs und freitags war von 14.30 Uhr bis 16.30 Uhr für die Öffentlichkeit geschlossen, das ganze Studio war reserviert für »HIS MAJESTY«, den König von Tonga, Taufa'ahau Tupou IV.

Früher hat er im *Guiness-Buch der Rekorde* gestanden, als dickster König der Welt. Bei Staatsbesuchen im Ausland stellte er die Protokollbeamten der Gastgeberländer oft vor schwierige Aufgaben: Als er beispielsweise 1981 und 1985 auf Staatsbesuchen in Deutschland weilte, konnte er nur auf einem eigens angefertigten Spezialthron mit 65 Zentimeter Breite Platz nehmen.

Das war dem König dann doch irgendwann zu viel, er leitete die Wende ein und wurde zum Vorbild seiner Untertanen beim Abspecken. Der Erfolg spricht für sein Rezept: In 20 Jahren hat er 70 Kilo abgenommen, von 201 Kilo auf fast schon dürre 130 Kilogramm.

Nach dem Ableben des Königs 2006 geriet dann auch der Abspeckwettbewerb in Vergessenheit. Efitoni Ikahihifo ging eine Weile ins Ausland, als

Missionar für die Mormonen, und kam dann wieder zurück, arbeitete im Kiosk seiner Eltern, wo es Cola, Snacks, Instantnudeln zu kaufen gibt. Am Abspeckwettbewerb hatte er teilgenommen, weil er Model werden wollte oder Filmstar. Von diesem Traum musste er Abstand nehmen – und auch von der Traumfigur. Zehn Jahre später sah er wieder aus wie ein ganz normaler Tonganer mit Neigung zu Übergewicht.

Tonga ist typisch: Der Kampf gegen die Pfunde ist zu einem globalen Phänomen geworden, und er ist nicht immer erfolgreich. Das Übergewicht gilt als Risikofaktor für allerlei Folgeerkrankungen, allen voran die Zuckerkrankheit Diabetes. Das Königreich Tonga zeigt: Ganz so einfach ist es nicht. Dick waren sie dort schon immer, doch Diabetes gibt es erst seit einigen Jahren. Allerdings sind die Zuwachsraten bedrohlich. Und auch die Dicken werden immer dicker.

Das Königreich Tonga ist so eine Art Bilderbuch-Südseeparadies. Es ist immer warm, es gibt postkartenschöne Strände, meist menschenleer, die Leute sind zumeist fröhlich, freundlich und offen. Es sind, laut Tourismuswerbung, die »freundlichen Inseln«.

Die Leute dort lieben das Leben, sie sind Genießer, und sie essen gern.

Und das droht ihnen jetzt zum Verhängnis zu werden.

Den Kampf gegen die Pfunde führt an vorderster Front ein Arzt aus dem Krankenhaus der Hauptstadt Nuku'alofa. Das Hospital liegt etwas außerhalb des Stadtzentrums. Eine Nebenstraße, links das Hospital, rechts ein Supermarkt, eher ein Kiosk, gelb gestrichen, von Chinesen geführt, die Fenster sind vergittert. Hier können sich die Besucher und Patienten mal eine Cola oder Snacks holen.

In der Zufahrt wiegen sich die Palmen im Wind, am Eingang üppige Blütenpracht. Auf den Fluren tummeln sich Patienten. Im linken Seitenflügel hat Dr. Malakai Ake sein Büro. Ein freundlicher, etwas strenger Herr, eher klein, aber energisch.

Dr. Ake ist in Tonga schon so eine Art Superstar der Diätetik. Er versucht, die Gesundheitsprobleme des Königreichs in den Griff zu bekommen, er hat eine wöchentliche Fernsehshow, gibt Gesundheitstipps und Ratschläge zur Ernährung.

Dr. Ake leitet das Diabetes-Zentrum. Er trägt eine Rolex-Uhr, ein weißes Hemd, vor ihm stehen Computer und Telefon, auf den Regalen stapeln sich

Studien der Weltgesundheitsorganisation, mit der er regelmäßig zusammenarbeitet. Durchs offene Fenster weht eine leichte Brise herein.

Dr. Ake sorgt sich um die Globalisierung der Gebrechen, um neue Krankheiten, die die Insulaner bedrohen. »Früher starben die Leute an Tuberkulose, Typhus und Unterernährung«, sagt Ake. »Heute haben wir uns neue Probleme geschaffen.« Die vier »Top-Killers«, die wichtigsten Todesursachen, in Tonga seien: Herzkrankheiten, Bluthochdruck, Diabetes, Krebs. Die Ursachen für die neuen Gesundheitsrisiken sieht er vorwiegend in der Ernährung. Und er befürchtet eine dramatische Entwicklung. Besonders verhängnisvoll sei die Neigung der Inselbewohner zu gewisser Körperfülle.

Das Problem ist: Die Leute werden immer fetter. Und sie werden immer kränker. Das ist in den reichen Ländern der Welt auch nicht anders, aber hier in der Südsee droht das zu einer ernsthaften Belastung der Sozialsysteme zu werden. Die Zivilisationskrankheiten der westlichen Welt haben die letzten Winkel auf dem Globus erreicht.

In der Südsee, die aus unserer Sicht gern als Paradies wahrgenommen wird, lässt sich besichtigen, was der Übergang von natürlicher Nahrung zur Industrienahrung mit sich bringen kann. Die Experten der internationalen Organisationen sehen diesen Übergang mit Besorgnis, und sie haben ihm auch einen Namen gegeben: »Nutrition Transition«. Der Nahrungswandel, sozusagen.[1] Er findet nicht nur in der Südsee statt, er findet auch in anderen Weltgegenden statt. Für Mittelamerika haben Wissenschaftler in einer 2009 erschienen Studie nachgewiesen, dass die steigenden Nahrungsimporte die Menschen dick und krank gemacht haben.

Auch in Tonga ist nachweisbar, dass die Krankheitsraten langsam, aber stetig stiegen. Im gleichen Maß, wie die Parallelwelt der Industrienahrung über die pazifischen Inseln kam. Um die Jahrtausendwende, als Efitoni beim Abspecken gewann, waren die Instantnudeln von Maggi der Hit. Sie haben sozusagen die Insulaner angefixt und auf den Geschmack von Glutamat und Kunstaromen gebracht.

Es ist ja nicht leicht, ein Volk von Genießern umzuprogrammieren. Sie sind Gutes gewohnt, Mangos, Ananas, Kokosnüsse und gebratene Schweine.

---

1 World Health Organization: Diet, nutrition and the prevention of chronic diseases. Report of the joint WHO/FAO expert consultation. WHO Technical Report Series No. 916

Der internationalen Armada der Food-Multis gelang es in wenigen Jahren, die Südsee umzustimmen und auf die Parallelwelt der bunten Packungen einzuschwören.

Pionier war dabei die Maggi-Nudelsuppe, eine Pazifik-Version der 5-Minuten-Terrine. Sie wird sogar in der Südsee hergestellt. Auch dort gibt es schon die Nestlé-Fabriken: im Dschungel von Fidschi, in Tahiti, Neukaledonien und Papua-Neuguinea. Die Suppen sind vielerorts in der Südsee erhältlich, wahlweise im gelben oder roten Plastikpack zu 85 Gramm, in Geschmacksrichtung Krabben oder Huhn und mit dem üblichen industriellen Geschmacksmix aus Salz, Geschmacksverstärkern und industriellen Aromen. Für die Kinder gab es sogar eine Variante, die ganz ohne Wasser und Kochprozedur auskam: den Maggi-Nudel-Snack zum Knabbern. Den gab es überall, vor allem an den Bushaltestellen, wo die Kinder in ihren hübschen Schuluniformen lachend herumtollten.

Zehn Jahre später sind noch andere Erzeugnisse hinzugekommen, an der Bushaltestelle und in den Supermärkten der Stadt. In den Läden gibt es noch immer die 2-Minuten-Nudeln von Maggi im Plastikpack. Es gibt aber auch japanische Instantnudeln, Marke Nissin »Top Ramen«, sogar chinesische Päckchen, Marke »Aufgehende Sonne«.

Außerdem gibt es noch Tomaten, Lauch, Ananas, Kartoffeln. Noch sind sie nicht völlig verdrängt, die traditionellen Nahrungsmittel.

Das Ehepaar Kapussi hat einen idealen Platz für seinen kleinen Stand: Direkt an der Bushaltestelle, an der Uferpromenade in Tongas Hauptstadt. Frau Sia bearbeitet mit einem scharfen Hackmesser die Kokosnüsse, Gatte Paki verkauft sie – und die Packungen mit den Instantnudeln. Einen Tonga-Dollar kosten die kleinen Nüsse (0,40 Euro), 1,50 die großen. Und 80 Cent die Packungen mit den Instantnudeln, sie kommen aus Indonesien, Marke »Happy Mie«. 60 Kokosnüsse verkauft er am Tag, aber schon 50 Packungen Instantnudeln.

Der Trend geht eher zur Industrienahrung, wie im ganzen Land. Das geht aus der Statistik hervor, die in einem ordentlichen Königreich wie Tonga akkurat geführt wird. Die Importe stiegen nach den Daten des königlichen »Statistic Department« allein bei den Instantnudeln von 1996 bis 2006 von 271 auf 664 Tonnen, bei den Snacks, Chips und dergleichen von 99 auf 341 Tonnen. Damit stiegen auch die verzehrten Mengen an Chemikalien. Völlig neue Substanzen für die Körper der Polynesier. Fremde Stoffe, aus fremden Ländern, von weltumspannenden Konzernen gemischt und geliefert. Früher waren sie immer stolz auf ihre Autonomie, sie waren immer selbstständig, nie die Kolonie einer fremden Macht. Und jetzt droht ihnen die Kontrolle über das Wichtigste zu entgleiten, den eigenen Körper.

Während sie bei den Kokosnüssen wissen, was sie verzehren, ist das bei den Importlebensmitteln anders. Die Kontrolle über die Inhaltsstoffe der neuen Nahrungsmittel ist den Behörden völlig entglitten.

Welche künstlichen Zutaten das Volk damit verzehrt, entzieht sich der Kenntnis der königlichen Beamten: »Über Zusatzstoffe wissen wir nicht viel«, räumt Eva Mafi ein, der im Büro neben Dr. Ake arbeitet. Er ist »Health Promotion Officer«, angestellt beim Gesundheitsministerium und für Aufklärung sowie Vorbeugung zuständig. Er trägt ein blaues Hemd und einen blauen Rock, wie das bei den Männern hier Sitte ist; sie können offenbar auch Eva heißen. Es ist ja das andere Ende der Welt.

Und dennoch ist es von einer Globalisierungswelle überrollt worden. Bei der Nahrung sind die stolzen Tonganer jetzt fremdbestimmt: Der kleine 100 000-Einwohner-Staat ist völlig außerstande, die ganzen Chemikalien zu kontrollieren, mit denen die Industrie ihre Produkte haltbar macht und mit Geschmack und Farbe versieht.

Die Insulaner haben die Kontrolle über ihre Nahrung verloren, und auch über ihre Figur. Sie werden, je mehr Importnahrung sie verzehren, immer fetter. »Die Zahl der Übergewichtigen steigt parallel zu den Lebensmittelimporten«, sagt Dr. Malakai Ake. Dabei hat er eigentlich gar nichts gegen eine gewisse Leibesfülle. Die sei, sagt er, das Resultat einer einstmals vernünftigen Haltung.

Der Südpazifik ist eine paradiesische Welt, ein Schlaraffenland, in dem alles im Überfluss wächst, in dem ohne große Anstrengung geerntet werden kann, was niemand gesät hat. Mangos, Ananas, Kokosnüsse gedeihen in Hülle und Fülle, auf dem Markt werden sie zu hübschen kleinen Gebirgen getürmt. Es gibt Hühnchen und Schweine, Fische und Meeresfrüchte: Gaben des Himmels, die nach Meinung der Bevölkerung möglichst in großen Mengen zu verzehren sind – denn ein Hurrican könnte schon morgen alles von der Insel fegen. »Früher«, sagt Dr. Ake, »war es ein Vorteil, dick zu sein. Früher gab es einerseits Überfluss, andererseits Hunger. Erst gab es zu viel, dann wieder zu wenig. Dann lebten sie von ihrem Fett. Damals war es ein Makel, dünn zu sein. Denn die Dünnen starben in den Zeiten des Mangels.«

Das Schönheitsideal der Südsee-Insulaner, schön rund, kräftig, glücklich, entsprach also einem Überlebenskonzept. »Damals war es ein gesundes Übergewicht«, sagt Ake. »Sie hatten keinen Bluthochdruck, sie hatten keinen Herzinfarkt. Früher aßen die Leute nur Obst und Gemüse, allenfalls Fisch; und Fleisch gab es nur sonntags. Aber jetzt essen sie jeden Tag Fettiges. Sie essen das Falsche und trinken das Falsche. Heute gibt es kein gesundes Übergewicht mehr.« Dennoch hält sich hartnäckig das alte Schönheitsideal, und schon die Kleinsten werden nach diesem gemästet: »Dünne Babys, das verbinden die Leute noch heute mit Tuberkulose, Schwindsucht. Deshalb will jeder ein dickes Kind.«

Indessen: Nicht nur in Tonga werden die Kinder immer dicker. Auch in Deutschland setzen die Kleinen immer mehr Speck an, genau wie in den anderen Industrieländern. Der Befund ist eindeutig. Unser Planet wird von einer Invasion der Dicken heimgesucht.

»Die Epidemie der Fettleibigkeit«, meint die WHO, sei »eines der schwerwiegendsten Gesundheitsprobleme unserer Zeit«, die Auswirkungen seien so vielfältig und weitreichend, dass sie sich bald als »ebenso gravierend wie das Rauchen erweisen« könnten. Weil sich die »Epidemie«, so die Organisation, »weltweit in alarmierendem Ausmaß« ausbreite, seien »sofortige Maßnahmen des öffentlichen Gesundheitswesens dringend erforderlich«.

Als eine der wichtigsten, weitreichendsten und also teuersten Folgen gilt Diabetes. In Deutschland leiden schon mehr als 6 bis 7 Millionen Menschen daran, in ganz Europa sollen es 53 Millionen sein, weltweit 180 bis 250 Millionen. Die Zuckerkrankheit gilt gemeinhin als Leiden, das unvorhersehbar den Großvater befällt, meist erst in fortgeschrittenem Alter oder, seltener, ein paar bemitleidenswerte Kinder, genetisch bedingt, in jungen Jahren: ein Schicksalsschlag, unheilbar zwar, aber durch Verzicht auf ein paar Pralinen und das Marmeladebrot und in schweren Fällen durch Insulingaben durchaus erträglich zu gestalten.

Doch die Auswirkungen können weit gravierender sein.

Es gibt zum Beispiel das sogenannte »Zuckerbein«, wie es Experten nennen. Das klingt süß, ist aber grausam. Es beginnt mit anschwellenden Knöcheln, dann verfärben sich die Füße rot, blau oder schwarz. Offene Wunden bleiben offen. Die Beine schmerzen sogar im Ruhezustand. Die Füße bleiben kalt. Und irgendwann müssen sie abgenommen werden. 30 000 Beine werden deshalb allein in Deutschland amputiert – die Zuckerkrankheit ist heute die wichtigste Ursache für Beinamputationen. Und nicht nur hierzulande: »Alle 30 Sekunden geht irgendwo auf der Welt ein Bein als Folge einer Diabeteserkrankung verloren.« So klagt der Deutsche Diabetiker Bund.

In Deutschland ist Diabetes die Ursache dafür, dass Menschen jedes Jahr erblinden, 14 000 müssen zur Dialyse, weil ihre Nieren versagen. Insgesamt kostet die Krankheit mit allen Folgeaufwendungen 60 Milliarden pro Jahr.

Die höchste Diabetikerquote unter allen Staaten dieser Erde hat überraschenderweise eine kleine Insel in der Südsee. Nauru heißt das Eiland, das eigentlich fernab aller Fährnisse der Zivilisation liegt. 4500 Kilometer südwestlich von Hawaii, 3000 Kilometer nordöstlich von Australien. Die kleine Koralleninsel ist 21 Quadratkilometer groß, etwa 13 000 Einwohner leben dort.

Ursprünglich soll Nauru sehr idyllisch gewesen sein. Die Menschen lebten vorwiegend von dem, was ihnen die Kokospalmen lieferten: Milch gegen den Durst, das weiße Fleisch als feste Nahrung. Das Holz der Stämme diente als Baumaterial für ihre Hütten. Fische gab es reichlich im Meer und auch in einer kleinen Lagune. Auf dem Plateau im Inselinneren jagten die Bewohner zur Kurzweil Vögel. Die Insulaner lebten »jahrhundertelang ein gemütliches Leben«, schreibt Christopher Weeramantry in seinem Standardwerk *Nauru*.

Heute bietet das Eiland ein Bild des Jammers: Überall ragen kahle Höcker aus der Erde wie meterhohe Stalaktiten, felsenhart. Das Eiland wirkt wie eine Mondlandschaft, auf der nichts mehr wächst, nichts mehr angebaut werden kann mangels fruchtbarer Erde. Das Ufer säumen gigantische Krananlagen, überall auf der Insel schürfen riesige Bagger die Insel ab. Schiffe transportieren den staubigen Reichtum fort: Phosphat – ein Mineralstoff, der als Dünger in der australischen Landwirtschaft Verwendung findet. Bis zu 2 Millionen Tonnen werden alljährlich abgegraben. Die Insulaner hatten von ihrem Reichtum jahrhundertelang nichts gewusst. Erst als die Deutschen Nauru 1888 unter ihr »Protektorat« nahmen, kam der verborgene Wert ans Licht. Plötzlich galt Nauru als »die Schatzinsel im Pazifik«, schreibt Weeramantry.

Die Deutschen nahmen das Land ordentlich in Besitz, führten ein Grundbuch ein, gründeten ein Bergbauunternehmen, das später im Zuge kolonialer Neuordnung an Briten und schließlich Australier überging. Das Phosphat aus Nauru galt als Spitzenprodukt, weit reiner und also wertvoller als vergleichbare Mineralien aus anderen Weltgegenden. Und es kam gerade zur rechten Zeit ans Licht: Der deutsche Chemiker Justus von Liebig hatte die Segnungen des Kunstdüngers für die Landwirtschaft entdeckt, und die Industrialisierung des australischen Agrarwesens verschlang große Mengen des Stoffes.

Die Nauruaner hatten damals nicht sehr viel von ihrem Schatz: Sie bekamen nur einen halben Penny pro Tonne – ein Siebenhundertstel des wahren Wertes. Der Reichtum kam für die Insulaner erst mit Verspätung: Von 1968 an erhielten sie, nach jahrzehntelangen Protesten, 100 bis 120 Millionen Australische Dollar jährlich (etwa 50 Millionen Euro) und zusätzlich eine Ausgleichssumme von 72 Millionen US-Dollar, die ihnen nach jahrelangem Rechtsstreit 1993 vom Internationalen Gerichtshof in Den Haag zugesprochen wurde, als Ausgleich für die Ausbeutung ihrer Insel. Fortan zählte Nauru zu den reichsten Ländern der Erde, mit einem Pro-Kopf-Einkommen von zeitweise bis zu 22 400 US-Dollar.

Doch der Reichtum erwies sich als Fluch für die Insulaner: Weil für die harte Minenarbeit Gastarbeiter von anderen Inseln herangezogen wurden, blieb vielen Ureinwohnern zwar ihr Anteil an den Erträgen der nauruanischen millionenschweren Investments – aber ein Leben in Untätigkeit, das viele mit Alkohol betäubten.

Die Zukunft der Insel ist ungewiss. Nach dem Abschluss des Phosphatabbaus gegen Ende des 20. Jahrhunderts ist die Insel in weiten Teilen unbewohnbar. Sie ragt zwar an ihrem höchsten Punkt 65 Meter hoch aus dem Meer, doch nur an der Küste liegen Siedlungen. Das Eiland ist ständig vom Ansteigen des Meeresspiegels als Folge des Treibhauseffekts bedroht. Und eine Flucht ins Landesinnere verbietet sich: Zwischen den nackten meterhohen Felskegeln ist schlecht wohnen. Die Auffüllung mit neuem Humus würde schätzungsweise 200 Millionen Australische Dollar kosten (etwa 120 Millionen Euro) und 30 Jahre dauern. »Sie könnten eine neue Heimat kaufen«, meint das *Micronesia Handbook* sarkastisch, »oder sie könnten versuchen, die Aluminiumbierdosen abzubauen, die die Insel bedecken.«

Ein trostloses Eiland, mit trostloser Perspektive. Just dieses Eiland gilt als weltweit einzigartiges Studienobjekt für Diabetesforscher. Denn die Zuckerkrankheit war auf Nauru bis zum Jahr 1954 nahezu unbekannt, mittlerweile erreicht die Diabetesrate mit 41 Prozent der Bevölkerung Weltrekordniveau. Und auch die Häufigkeit der Folgekrankheiten ist Spitze: Bei 8 von 1000 Diabetikern muss eine Beinamputation vorgenommen werden. Nirgendwo sonst auf der Welt ist die Amputationsquote so hoch.

Warum gerade Nauru? Für Paul Zimmet, einen renommierten Diabetesforscher aus Sydney und Autor zahlreicher Studien im Auftrag der Weltgesundheitsorganisation, ist die Ausbreitung von Diabetes, wie auch von Bluthochdruck und Herzkrankheiten, ein Ausdruck der »Coca-Kolonisierung« der Welt. In einer Studie, die Zimmet zusammen mit Kollegen schon 1991 im *American Journal of Epidemiology* veröffentlicht hat, wies er auf die Risiken hin, die in Nauru aus dem »hohen Verbrauch an importierten Industrie-Nahrungsmitteln« im Verbund mit »vorwiegend sitzender Lebensweise« und »Fettleibigkeit« zu erhöhter Diabetesrate führte.

Nauru liegt dabei zwar an der Spitze, doch überall in der Südsee mehren sich die Krankheiten, die durch den »modernen Lebensstil« und die industrielle Ernährung entstehen. Gerade in jener paradiesischen Gegend, in der fast alle Früchte dieser Erde prächtig gedeihen, wo Ananas, Kokosnüsse und Papayas, aber auch Kartoffeln, Tomaten und Paprika sprießen, eröffnen immer neue Supermärkte, verkaufen Essen in Dosen, oft zu Kampfpreisen, mit denen die kleinen einheimischen Bauern kaum konkurrieren können.

Und der Übergang zu modernen Lebensmitteln aus dem Supermarkt vollzieht sich mit unbarmherzigem Tempo: »Es ändert sich hier in dramatischem Ausmaß«, sagte schon in den 90er-Jahren der damalige Südsee-Repräsentant der Weltgesundheitsorganisation (WHO), Gauden Galea, der aus dem Mittelmeerstaat Malta in die Südsee gekommen war und sein WHO-Büro gleich hinter der örtlichen McDonald's-Filiale hatte.

Auch in West-Samoa, auf den Gilbert-Inseln und Papua-Neuguinea sind »importierte Supermarktlebensmittel« für einen Anstieg der Fettleibigkeit verantwortlich und in der Folge für eine erhöhte Diabetesrate, so eine Studie, die 1994 in der Zeitschrift *Diabetes Care* veröffentlicht wurde.

Gemeinhin gelten Krankheiten wie Diabetes als Folge des Übergewichts. Die Diabetesforscher dieser Welt haben lange diese Theorie vertreten, und sie waren ganz fest der Meinung, dass die Zuckerkrankheit mit Zucker und Süßigkeiten überhaupt nichts zu tun habe. In dieser Ansicht hat sie auch die Zuckerindustrie sehr unterstützt.

Nach der Jahrtausendwende aber wurden sie von Hormonforschern eines Besseren belehrt. Sie fanden heraus, dass ein Übermaß an Zucker und viele andere Zutaten der industriellen Nahrungs-Parallelwelt die hormonelle Steuerung des Körpers aus dem Gleichgewicht bringen. Übergewicht kann die Folge sein oder Diabetes, und manchmal auch beides (siehe Hans-Ulrich Grimm: *Die Kalorienlüge*).

In China beispielsweise sind viele Diabetiker keineswegs übergewichtig. Zum Beispiel im Krankenhaus der Hauptstadt, das auf die Zuckerkrankheit spezialisiert ist. Das Krankenhaus liegt in einem Außenbezirk im Pekinger Osten, eine Stunde vom Stadtzentrum entfernt. In der Umgebung ältere Wohnblocks, am Eingang Palmen in Kübeln und zwei mannshohe Porzellanvasen, der Laie würde sagen: Ming-Dynastie. Am Empfang hübsche Schwestern mit weißer Tracht und anmutigen Häubchen. Fotos von internationalen Konferenzen mit renommierten amerikanischen Spezialisten. Das Beijing Chaoyang Diabetes Hospital hat einen guten Ruf, es wurde zur besten Diabetesklinik Chinas gewählt.

»Diabetes ist bei uns ein neues Problem«, sagt die Oberärztin Ying Wang, »und es wird ein immer größeres.« Vor 20 Jahren habe es kaum Zuckerkranke gegeben, heute sei China mit Indien bei den Zuwachsraten führend. Bis zu 20 000 Patienten haben sie hier im Hospital pro Jahr. Frau Doktor Wang ist eine kleine, resolute Frau mit Brille und blauem Arztkittel. »Früher gab es bei uns nicht so viele Patienten mit Diabetes. Doch das Lebensniveau ist gestiegen, und so gibt es mehr Fleisch und Süßigkeiten«, sagt die Oberärztin.

Und die Leute bekommen Diabetes, ohne auffallend dick zu sein.

Frau Shen zum Beispiel, Zimmer 20, ist sogar eher schlank. Sie ist Lehrerin in der Inneren Mongolei, in der Hauptstadt Hohhot, einer von 125 Millionenstädten in China. Sie sitzt aufrecht im Bett, mit weißblau gestreifter Polobluse. Ihr Mann ist auch dabei. Der Fernseher läuft, Kanal 8 des chinesischen Staatsfernsehens CCTV. Nebenher liest Frau Shen ein Buch. Die Hälfte der Patienten kommt aus allen Teilen Chinas, die andere aus Peking. »Ich hatte ein Herzproblem«, sagt Frau Shen, und dabei wurde Diabetes festgestellt. Gestern kam sie, eine Woche muss sie bleiben.

In Zimmer 4 liegt, auch nicht dick, Frau Liu aus der Provinz Hebei, 300 Kilometer von hier. Ihr Fuß ist verbunden, die Ärzte haben ihn mit chinesischen Kräutertinkturen behandelt. Sie konnte kaum noch gehen: »Nach höchstens 10 Metern musste ich immer Pause machen.« Fußleiden sind ja ganz typisch bei dieser Krankheit.

Frau Liu ist Arbeiterin und damit hier eher eine Ausnahme. Typischer sind Leute wie Herr Zhang in Zimmer 1. Herr Zhang ist Chef. So wird er vorgestellt: Chef einer Baufirma mit 1000 Leuten. Blumen im Zimmer, rechts in der Ecke: Sie stammen von seinen Angestellten. Er liegt mit blankem Bauch und der einheitlichen blau-weiß-grau gestreiften Schlafanzughose im Bett. Später zieht er sich dann das Pyjama-Oberteil über.

Zhang wiegt 90 Kilo bei 1,75 Meter Körpergröße und zählt damit zu den Dicksten hier. Die Pfunde sind ziemlich gleichmäßig verteilt – auch das ein Verstoß gegen die üblichen Risikotheorien: Normalerweise gilt ein dicker Wabbelbauch als Risikofaktor. »Waist-Hip-Ratio«, heißt das im Spezialisten-Englisch, zu Deutsch: Eine dicke Wampe steigert das Risiko. Die hat Herr Zhang zweifellos nicht. Er sieht ganz einfach wohlgenährt aus. 46 Jahre alt ist er, und ein Erfolgsmensch. Er fährt einen Audi A6, und er träumt, sagt er lachend, von einem noch fetteren BMW. Viel Stress habe er gehabt, sagt er.

Solche Leute seien hier typisch, sagt die Oberärztin. Im Nebenbett liegt auch so einer: Herr Dang, 43, Bankdirektor aus Peking. Er ist nun gar nicht dick, 77 Kilo bei 1,77 Meter. Doch auch er hat viel Stress im Beruf. »Diabetes ist bei uns eine Krankheit der Chefs«, sagt Oberärztin Wang. »Die einfachen Bauern kriegen sie eher selten. Die meisten Patienten bei uns sind Erfolgsmenschen. Das ist eine sehr moderne Krankheit.«

Auf der Homepage der Klinik ist von der »Western Diet« als Risikofaktor die Rede: So heißt im Spezialisten-Englisch das Nahrungssortiment der Industrienationen. All das breitet sich aus in China, mit den Supermarktketten, WalMart aus Amerika, Carrefour aus Frankreich, auch schicken japanischen Läden.

Noch gibt es in Chinas Supermärkten überraschend viel Frisches. Aber: Es gibt jetzt auch die industriell produzierte Nahrung, Lebensmittel-Zusatzstoffe, Junk Food, Fastfood, Snacks. Und natürlich die industriell hergestellten »raffinierten« Kohlenhydrate. Die industriellen Fette. Kann sein, dass die Erfolgsmenschen davon mehr zu sich nehmen, als gut ist, und doch zu wenig, um richtig fett zu werden. Sie sind relativ schlank und doch krank.

Auch die Südsee ist ein Beleg dafür, dass Diabetes nicht unbedingt eine Folge von Übergewicht ist. Dort waren die Leute schon immer dick – und hatten früher niemals Diabetes. Und auch in der Südsee gibt es – wie neuerdings in China – Diabetiker, die auffallend dünn sind.

Wie Jiutasa Waqa, der auf Fidschi lebt. Er kam früh mit der Moderne in Kontakt, hatte auf dem Flughafen gearbeitet. Jiutasa Waqa, genannt John, war einmal ein gefeierter Rugbystar. Ein Artikel aus der *New Zealand Times* hängt an der Wand in seinem Wohnzimmer. Das Bild in der Zeitung zeigt ihn, wie er mit vollem Körpereinsatz den ovalen Rugbyball unter den Arm klemmt und davonstürmt. Er galt damals, wie die Zeitung schrieb, als der »kleine, aber spektakuläre John Waqa«, war muskulös und schnell. Mit seiner Mannschaft, einer Fidschi-Auswahl, gewann er gegen Samoa 18 : 11.

Jahre später kann John sich nur noch mit Mühe bewegen. Er hockt meist auf dem Boden in seinem kleinen Haus, steht kaum auf und geht nur selten aus. Seine Beine machen nicht mehr richtig mit. Er zieht seine Jogginghose hoch und zeigt seine vernarbten Wunden: »Dieser Teil war angeschwollen.« Kürzlich wurde er am Unterschenkel operiert, die Ärzte haben ihm Hautstücke von der Innenseite des Oberschenkels unterm Knie eingepflanzt. Die Wunde ist gut verheilt, eine Amputation blieb ihm, einstweilen, erspart.

John Waqa hat Diabetes. Regelmäßig muss er ins Krankenhaus, seine Blutwerte messen lassen. Natürlich muss er Diät halten: »Ich soll keinen Zucker essen und keine Süßigkeiten.« Die Coca-Cola, die auf dem Regal steht, darf er nicht mehr trinken, »die ist für die Kinder«, die Nachbarskinder. Am Magen hat er es mittlerweile auch und Probleme mit den Augen: »Ich sehe nicht mehr so gut«, sagt Waqa, »ich kann schon seit zehn Jahren nicht mehr richtig lesen.« Immerhin kann ihm seine Frau Litania, die zehn Jahre jünger ist, noch vorlesen. Auch für einen bescheidenen Broterwerb reicht die Sehkraft noch. Gemeinsam faltet das Ehepaar kleine Tüten und füllt Kava-Wurzeln ein. Das verkaufen sie dann an Nachbarn in ihrem kleinen Dorf, als Rohstoff für das traditionelle Südseegetränk aus den Wurzeln der Pfefferpflanze. Ein paar Fidschi-Dollar bekommen sie von ihren Nachbarn dafür jeden Tag, was ein paar Euro entspricht. So kommen sie einigermaßen über die Runden. Denn Kinder haben sie nicht, und eine Rente, sagte Waqa, bekäme er auch nicht.

Woher er seine Krankheit hat, das weiß John Waqa nicht. Er hält seine Diät, isst vorwiegend die traditionellen Lebensmittel, Brotfrucht, Taro, Kassava. Vieles wächst gerade nebenan, zwischen den Hütten in Nakavu Village, dem kleinen Dorf mit 300 Einwohnern, in dem er lebt.

Die Menschen im Dorf üben gewissermaßen den Spagat zwischen Tradition und Moderne. Ganz in der Nähe gibt es einen riesigen Cash-&-Carry-Supermarkt, der sich in nichts von solchen Läden in Amerika oder Europa unterscheidet. Nutella, Pringles, Cola, Instantnudeln: Ein Sortiment wie überall. Hier im Dorf gibt es keine Straße, nur holprige Wege zwischen den kleinen blechgedeckten Häusern, Wäsche hängt an Leinen oder Bäumen, Vögel zwitschern, Hunde bellen. Die Kinder, die auf den Schaukeln und zwischen den Hütten spielen, ziehen statt Mangos vom heimischen Baum die Hamburger von McDonald's vor, die es ein paar hundert Meter weiter gibt, vor dem Dorf, an der Hauptstraße Richtung Flughafen.

Und wie fast überall auf der Welt heben die Erwachsenen auch auf Fidschi mahnend die Finger und warnen vor den drohenden Gefahren durch die Fleischbuletten. In der *Fiji Times* beispielsweise meldete sich eine Ärztin aus der Hauptstadt zu Wort, sie warnte vor neuen Bakterien, der Hamburger-Krankheit. Die war zwar auf Fidschi noch niemals aufgetreten, wohl aber in Amerika und sogar in Japan. Dort erkrankten eines Sommers Tausende von Kindern, und die Epidemie kam völlig überraschend, aus heiterem Himmel. Seither hat sie sich ausgebreitet über den Globus, und sie lenkt den Blick auf ein völlig neues Thema: die Frage, was das Futter der Tiere mit dem Wohlbefinden der Menschen zu tun hat.

5. Perverse Mixturen

Artwidriges Tierfutter macht Menschen krank

*Eilends räumte der Filialleiter die Butter aus dem Regal | Der Bauer und das
Supergift: Was steckt im Raiffeisen-Kraftfutter? | Die Bakterien sind schon im
Trinkwasser – sogar in der Bergquelle | Warum das Kälbchen meint, Tiermehl
schmecke wie Milch von Muttern | Lasst die Kühe grasen!*

Kaum zu glauben, dass hier das Epizentrum welterschütternder Skandale
sein könnte. Es ist ein ländliches Idyll im Nordosten Belgiens, ziemlich genau zwischen Brüssel und Ostende, 29 Kilometer südwestlich der schönen
Universitätsstadt Gent. Zwischen Bauernhöfen liegt das Firmengelände. Ein
paar Tanks, eine kleine Halle. Auf dem Hof stehen ein paar Autos, ein Toyo-
ta, ein Mercedes, ein silberner BMW. Drumherum sattgrüne Wiesen, Bäume und ein Bächlein, Maisfelder und Kühe.

Auch der Chef wirkt eigentlich ganz sympathisch, wie er da auf dem Hof
in der Sonne steht: rotes Hemd, Ringerfigur, Glatze. Er lächelt und gibt be-
reitwillig Auskunft, wenngleich ein bisschen zögernd, was man verstehen
kann, denn schließlich hat der Mann gleich zwei Skandale ausgelöst, die
Auswirkungen hatten bis nach Amerika und China. Es herrschte Aufregung
in den Chefetagen der Supermärkte und der Food-Fabriken, und Empörung
in den Medien und in der Politik. In solchen Momenten interessieren sich
die Menschen auch in den Städten plötzlich fürs Tierfutter. Normalerweise
interessieren sie sich nur fürs Geld und dass das Putenschnitzel möglichst
billig ist.

Der Mann hier hatte eine tolle Methode entwickelt, wie das Tierfutter
wunschgemäß verbilligt werden kann – dabei war allerdings leider ein Gift
hineingeraten, Dioxin, das Supergift, und das löste hektische Aktivitäten aus
rund um den Globus. Farmen wurden gesperrt, Futtermittel überprüft, in
Amerika und Asien wurden Fleischlieferungen aus Europa gestoppt. Tausende Schweine und Millionen von Hühnern mussten geschlachtet und ver-
nichtet werden. Insgesamt ein Milliardenschaden.

Jan Verkast war der Mann, der im Zentrum der Dioxinaffären von 1999
und 2005 stand, der Mann mit der Ringerfigur. Verkast ist Fettschmelzer,

er macht aus allerlei Resten nützliche Zutaten fürs Viehfutter und verkauft sie weiter. Eine seiner Zulieferfirmen hatte leider einen defekten Filter in der Produktion verwendet, so war das Dioxin ins Fett und damit ins Futter gelangt. Ein kleiner Fehler in einer holländischen Firma, doch aufgrund der weitverzweigten Lieferbeziehungen der Agro- und Nahrungsindustrie war plötzlich fast die ganze Welt betroffen (zu den Details: Hans-Ulrich Grimm: *Katzen würden Mäuse kaufen*).

Den Leuten ist es in der Regel ziemlich egal, was die Tiere in den Ställen zu fressen kriegen. Sie gehen irgendwie davon aus, dass schon alles seine Ordnung habe. Schließlich sehen sie im Fernsehen immer die Werbung mit idyllischen Bauernhöfen, Großmutter mit Schürze, Bauer mit Karohemd, die Würste und Schnitzel servieren. Die Politiker interessierten sich lange genauso wenig dafür, und so konnte die Futtermittelbranche eigentlich ziemlich ungestört operieren.

Erst mit der BSE-Krise änderte sich das. BSE, das bedeutet »Bovine spongiforme Enzephalopathie« (»Schwammartige Gehirnkrankheit der Rinder«), umgangssprachlich: Rinderwahn. Das Fernsehen zeigte Kühe, die auf wackligen Beinen zum Schlachthof transportiert wurden, Schaufellader, die verendete Tiere ins Feuer kippten. Und Menschen, die die schreckliche Creutzfeldt-Jakob-Krankheit hatten, eine Gehirnkrankheit, die den Menschen ihr geistiges Zentrum, ihr Wesen und ihre Selbstmächtigkeit raubt.

Als Auslöser galt das Tiermehl, das den Rindern verabreicht wurde. Tiermehl für Kühe. Das fanden nun auch Laien ziemlich pervers. Die Kühe grasen doch auf der Weide, dachten die Leute, und hatten gar nicht bemerkt, dass sie schon lange keine Kuh mehr auf der Weide gesehen hatten. Die Kühe und auch die Bullen stehen zumeist im Stall und bekommen Kraftfutter, damit sie mehr Milch und mehr Fleisch abgeben. Und eine der Folgen war: BSE. So wurde vielen Leuten schlagartig klar, welche Perversionen beim Tierfutter Platz gegriffen hatten. Und dass die Menschen auch selbst davon betroffen sein könnten.

Die industrielle »Tierproduktion« hat artwidrige Tierhaltung gefördert, hat weltweite, häufig undurchsichtige Lieferketten geschaffen und bisher unbekannte Risiken. Verantwortlich ist dafür meist niemand. Selbst bei größten Skandalen wie beim Supergift im Tierfutter gibt es keine Schuldigen. Zu diesem Ergebnis kam jedenfalls eine Untersuchungskommission des belgischen Parlaments schon in ihrem Abschlussbericht zum Dioxinskandal im März 2000: »Die Verantwortung liegt bei allen. Das ganze System hat versagt.«

Das System ist immer schwerer unter Kontrolle zu halten, weil niemand die Lieferbeziehungen und die oft obskuren Praktiken durchblickt. Das zeigte sich, als in einem Freiburger Labor der Dioxinspezialist Rainer Malisch plötzlich auffällige Werte fand – in Milch von Schwarzwälder Kühen. Auch die Schwarzwälder Kuh ist, was bis dahin nicht einmal der Bauer wusste, der vorläufige Endpunkt einer weltweiten Kette von Lieferbeziehungen.

Rainer Malisch ist eigentlich ein Mann von ruhigem Wesen. Er spricht bedächtig, formuliert genau, bildet sich ein Urteil erst nach abwägendem Nachdenken. So reagierte Malisch auch erst einmal mit einer gewissen Zurückhaltung, als an einem Freitag, es war der 27. Februar 1998, sein Mitarbeiter Helmut Winterhalter nach dem Mittagessen in sein kleines Büro kam. Er hielt ein Blatt in der Hand, auf dem einige Zahlen mit Leuchtstift rot markiert waren.

Das Blatt brachte zunächst die Wochenendplanung einiger Labormitarbeiter durcheinander – und löste in der Folge hektische Aktivitäten in Amtsstuben und Konzernzentralen aus, in Deutschland, in der ganzen EU und sogar darüber hinaus. Es nannte einen Dioxinwert in hierzulande bisher unbekannter Höhe. Der Wert, der aus einer Milchprobe stammte, lag bei 7,86 Picogramm pro Gramm Milchfett. Ein Picogramm, das ist eigentlich nicht viel: ein Billionstel Gramm, also 0,000 000 000 001 Gramm. Doch bei Dioxin gelten andere Maßstäbe, bei Dioxin können schon unvorstellbar kleine Mengen großen Schaden anrichten.

Bei einem Kongress im amerikanischen Indianapolis berichteten 1997 Wissenschaftler über Untersuchungen in einem Restaurant im Süden des Staates Mississippi: Dort war die Pasta mit 0,6 Picogramm und das Kalbfleisch mit 1,67 Picogramm belastet. Wer dies als Menü verspeiste, hatte schon die Hälfte seiner noch vertretbaren Tagesdosis aufgenommen. Als Wert, bis zu dem Milchprodukte als unbedenklich gelten, wurden in Deutschland 0,9 Picogramm pro Gramm Milchfett festgelegt; in den letzten Jahren aber waren in der Regel lediglich um die 0,5 Picogramm gemessen worden. Und jetzt waren die Freiburger plötzlich auf 7,86 Picogramm gestoßen, vor den exorbitanten belgischen Giftgehalten eine alarmierend hohe

Zahl. »Ein Wert in dieser Höhe wäre uns nie im Traum eingefallen«, sagt Dioxinexperte Malisch. 7,86 Picogramm, das hätte bedeutet, dass die ganze Ladung jenes Tanklasters nicht verzehrfähig gewesen wäre. Denn ab 5 Picogramm müssen Milchprodukte aus dem Verkehr gezogen werden. Glücklicherweise aber wurde die hochbelastete Milch in der Molkerei mit anderen Lieferungen vermischt, sodass die Milch später im Supermarkt unter dem Alarmlevel lag. »Uns war aber sehr wohl die Brisanz dieses Befundes klar«, sagte Malisch später, »wir wussten daher, dass wir keine Zeit zu verlieren hatten.«

Fieberhaft forschte Malisch mit seinen Mitarbeitern nach den Ursachen für den unerklärlichen Anstieg der Dioxinwerte. Er ließ die Milchlastwagen untersuchen, nahm Proben auf Bauernhöfen, kreiste systematisch die mögliche Quelle der Vergiftung ein. Schließlich war der Auslöser der erhöhten Werte identifiziert: ein kleiner Bauernhof südlich von Freiburg. Malisch war froh, endlich die Quelle der verseuchten Milch gefunden zu haben, besuchte den Bauern, inspizierte dessen Hof – und wollte doch nicht triumphieren. »Der Bauer machte einen ehrlichen Eindruck. Er schwörte Stein und Bein, dass er keine verbotenen Medikamente gäbe. Er nehme auch keine Pestizide oder Desinfektionsmittel.« Malisch glaubte dem Mann: »Der Bauer kämpft um seine Existenz, er hat vier Kinder, die ganze Familie trinkt Milch von den eigenen Kühen.«

Malisch nahm dennoch vorsichtshalber Proben mit vom Bauernhof des armen Mannes, unter anderem vom Kraftfutter, das der Bauer von der Genossenschaft bezogen hatte, Raiffeisen-Kraftfutter KK 183. Das war neu, der Bauer hatte es genommen, weil es 2 Mark (etwa 1 Euro) pro Doppelzentner billiger als das alte war. Das Ergebnis der Untersuchung ließ dann keinen Zweifel: Das Kraftfutter war als Dioxinquelle identifiziert.

Und das Viehfutter wiederum enthielt Zusätze, von denen gewöhnliche Milchtrinker auch keine Ahnung haben: sogenannte Zitruspellets. Das sind Abfallprodukte der Orangensaftproduktion, die getrocknet und als Viehfutterzusatz verkauft werden; kleine braune Kügelchen, die ganz leicht nach Zitrone duften. Europaweit wurden davon damals noch knapp 3 Millionen Tonnen pro Jahr verkauft.

Eben diese Zitruspellets waren, so fanden die Freiburger Chemiker heraus, die Ursache der Dioxinbelastung. Weil sie nicht nur in Südbaden verfüttert wurden, sondern auch anderswo, waren auch andernorts Milch, Butter und Joghurt belastet. Proben aus Rheinland-Pfalz und dem Saarland zeigten erhöhte Belastung, aus Hessen, Niedersachsen und Schleswig-Holstein. Die norddeutschen Werte lagen zum Teil noch über denen aus dem Südwesten. Und auch holländische Proben waren dioxinbelastet – kein Wunder, denn die Futterzusätze sind ja auch europaweit im Einsatz.

Die Behörden wollten zwar nicht veröffentlichen, welche Erzeugnisse in welchen Supermärkten belastet waren, doch einige Firmen reagierten prompt und räumten verdächtige Butter aus den Regalen. Die Molkerei Campina legte ihren bäuerlichen Lieferanten per Rundschreiben nahe, die inkriminierten Futtermittel nicht mehr zu verwenden – rein vorsorglich, obgleich die Landliebe-Erzeugnisse allesamt »hervorragende Werte« bei Dioxinmessungen ergeben hätten, wie ein Sprecher versicherte, ohne auf Details eingehen zu wollen (»Die genauen Werte geben wir nicht heraus«).

Die Futtermittelimporteure konnten mit Erklärungen zunächst nicht dienen, auch sie waren von den Messungen überrascht. »Das hat es in den letzten 30 Jahren nicht gegeben«, sagt Klaus Schumacher, Manager beim Handelshaus Alfred Toepfer International in Hamburg. »Das war kein Vorsatz, das war ein Unfall, ein echter Unfall, und das wird nicht wieder vorkommen.«

Als Dioxinquelle wurde eine brasilianische Fabrik identifiziert, die zum Imperium des belgischen Chemiemultis Solvay gehört, einem der größten Chemiekonzerne weltweit. In der Fabrik wird der Kunststoff PVC hergestellt. Bei der Produktion entsteht, als Abfallprodukt, Kalk, und zwar in großen Mengen. Als EU-Entsandte das Firmengelände in der Nähe von São Paulo inspizierten, lagerte dort eine Million Tonnen auf riesigen Halden – unverkäuflich, da hochgradig dioxinbelastet.

Üblicherweise wird der Solvay-Kalk auf brasilianischen Baustellen verwendet. Zwischenhändler übernehmen das Material von der Fabrik und liefern es an die Baufirmen weiter. Doch die pfiffigen Zwischenhändler fanden irgendwann eine profitablere Verwendung für ihre Ware. Sie karrten den Kalk zu den Orangensaftproduzenten. Dort wird, nachdem der Saft ausgepresst ist, der Rest, also die Schalen und Teile des übriggebliebenen Fruchtfleisches, zerschnipselt und getrocknet – zur späteren Verwendung als Tierfutterzusatz. Bei diesem Trocknungsvorgang kommt Kalk zum Einsatz, der erleichtert das Verfahren. Und weil dabei in großen Mengen auch dioxinverseuchter Kalk verwendet wurde, ging das Gift auf die Zitruspellets über.

Der Fall zeigt, welche irrwitzigen Lieferbeziehungen zu einem vermeintlich simplen Nahrungsmittel wie Milch führen, wie Gesundheitsrisiken an Stellen erwachsen, wo sie niemand vermuten würde. Der Vorgang ist besonders absurd, weil das Kraftfutter dazu dient, den Milchausstoß zu erhöhen. Dabei gibt es in Europa ohnehin zu viel Milch. Die Bauern bekommen zu wenig Geld dafür und kippen sie medienwirksam in den Gully. Es wäre mithin besser, die Kühe würden wieder auf der Weide grasen und kein Kraftfutter bekommen. Sie würden weniger Milch geben, die Bauern wären reicher, die Menschen gesünder, und vermutlich auch die Tiere.

Denn die Tiere ahnen offenbar instinktiv, dass die perversen Futtermixturen, die der Bauer ihnen vorsetzt und die ihrer Gesundheit nicht zuträglich sind – und würden sie niemals fressen. Wenn aber das Schwein, die Kuh, das Kalb die Nahrungsaufnahme wegen Missfallens verweigert und in den Hungerstreik tritt, dann droht der Supergau im Stall: Verdienstausfall für den Herrn der Tiere. Der schickt deshalb lieber vorsorglich seinen Knecht ins Chemikalienlager und mischt eine leicht gelbliche Flüssigkeit zum Futter für Ferkel oder Schweine: einen Zusatz namens Bigarol TroparomL. Der Stoff täuscht das Schwein über die wahre Zusammensetzung seines Frühstücks hinweg, denn er sorgt für eine »frisch-fruchtige Himbeer-Erdbeer-Note unterlegt mit reifen Waldbeeren« und ist daher »bestens geeignet zur Aromatisierung von Problemfuttermitteln im Schweinefutterbereich«, wie die Herstellerfirma in ihrer Produktinformation schreibt.

Dabei muss es nicht jeden Tag Himbeer-Erdbeer sein, es gibt auch »fruchtig-grüne Birne mit frischer Tutti-Frutti-Note« oder »Marzipan veredelt mit einer cremigen Kokos-Vanille-Note«. Für den Naturfreund unter den Kälberbaronen empfiehlt sich HerbaromL, denn das »vermittelt den typischen Geruch von frischem Heu einer Kräuterwiese« und »maskiert Bitterstoffe in Futtermitteln«, die auf der Wiese so nicht vorkämen.

Offensichtlich würden die Tiere vieles von dem, was ihnen vorgesetzt wird, verschmähen. Das wissen offenbar auch die Aromalieferanten. Denn, so wurde noch im Jahr 2002 geworben: »Bigarol-Spezialaromen für Tierfutter werden überall dort eingesetzt, wo unangenehm schmeckende Inhaltsstoffe maskiert werden sollen, um eine bessere Akzeptanz zu erreichen.«

Auch artwidrig verabreichtes Tiermehl, bekanntlich der Auslöser der BSE-Epidemie, wird von vielen Tieren als Futter abgelehnt. Doch wer sein Kalb mit Tiermehl füttern will, kann dessen natürliche Abwehr überlisten, etwa mit Bigarol BonaromP. Vorteil, laut Produktinformation: »Beste Kaschierung von Bitterstoffen und Eigennoten tierischer und pflanzlicher Proteinträger (Tier-, Fleischmehl, Soja usw.) und Futterfetten.« Der besondere Pfiff: Das Futter, wiewohl aus zermahlenen Artgenossen gewonnen, schmeckt wie bei Muttern, denn BonaromP täuscht »frische Rahmmilch« vor.

Natürlich wäre es besser und auch billiger, wenn das Kalb die Milch von Mutter Kuh bekäme. Doch davon raten die Fachleute aus dem Agro-Business strengstens ab. Der mittlerweile emeritierte Fütterungsexperte Manfred Kirchgeßner von der Technischen Universität München-Weihenstephan wendet sich in seinem Standardwerk zur Tierernährung gegen die Vollmilch fürs Kalb: »Obwohl Vollmilch aus ernährungsphysiologischer Sicht zweifellos ein ausgezeichnetes Futtermittel ist und damit die Aufzucht mit Vollmilch ein sehr sicheres Verfahren darstellt, sollte der Einsatz von Vollmilch aus kostenmäßigen Überlegungen auf die erste Lebenswoche (Briestmilchperiode) beschränkt bleiben. Größere Mengen Vollmilch, wie sie insbesondere in Zuchtbetrieben immer wieder gefordert werden, sind aufgrund der Preis-Kosten-Relation abzulehnen. Vollmilchsparende Aufzuchtmethoden bringen bei sachgemäßer Durchführung den gleichen Aufzuchterfolg.«

So ist das: Die artwidrigen Praktiken pflegen die Bauern nicht aus Lust und Laune, sondern weil es die Fachleute so empfehlen und weil es mehr Profit bringt. Die Professoren an den Universitäten, die eigentlich von der Allgemeinheit bezahlt werden, forschen keineswegs fürs Allgemeinwohl, sondern für eine kleine Klientel aus Agro- und Nahrungsindustrie, von der sie zuweilen auch noch besondere Zuwendungen bekommen.

Bei der Wahl des Futters geht es denn auch nicht um Produktqualität, das Wohl des Tieres oder gar der Konsumenten, sondern nur um das finanzielle Wohlergehen der Futtermittelproduzenten und der Farmer. Gesund ist das nicht: Ein Report der Europäischen Agentur für Lebensmittelsicherheit (Efsa) über die Risiken von intensiven Kälberhaltungssystemen vom Mai 2006 kam zu dem Schluss, dass die frühe Verfütterung von Milchaustauscher zu den »größeren Risiken« der industriellen Kälberhaltung zähle. Das

BSE-Risiko beispielsweise, so stellte sich heraus, wird erhöht, wenn die Kälber den sogenannten »Milchaustauscher« bekommen.

Es sind scheinbar simple und banale Fragen, ob das Kalb die Milch seiner Mutter bekommt oder ob die Kuh auf die Weide darf. Doch die Folgen sind kaum überschaubar, für die Tiere und für die Gesundheit der Menschen in aller Welt.

Bisher interessierten sich nur wenige Menschen für die Tiere in den Ställen. Die Tierfreunde retten lieber streunende Kläffer auf Teneriffa als Kälber in Vechta. Und den Fleischessern ist es sowieso egal, was im Dunkel der Ställe passiert. Dabei geht es die Menschen durchaus etwas an, wie die Tiere für Schnitzel, Hamburger und Chicken McNuggets aufwachsen. Denn unglückliche Tiere können auch Menschen krank machen.

Der Stress in den Massenställen für Geflügel hat zur Folge, dass vermehrt Krankheitserreger gebildet werden. Dies ergab eine britische Studie, die im Sommer 2009 veröffentlicht wurde. Vor allem die Bakterien der Gattung *Campylobacter* vermehren sich dadurch um das Zehnfache. Dieser Typ macht derzeit Karriere: Er hat die bisher ungleich prominenteren Salmonellen als Haupterreger von Infektionen durch Lebensmittel in Deutschland abgelöst. Vor allem in der Grillsaison breitet er sich aus.

Bisher galt vor allem mangelnde Hygiene als Ursache für die zunehmende Zahl der Infektionen mit *Campylobacter*. Die britischen Wissenschaftler zeigten, dass es auch die Haltungsbedingungen der Tiere sind, die das Erkrankungsrisiko für die Menschen erhöhen. Das Zentrum für Epidemiologie und Risikobewertung der Universität Bristol fand heraus, dass Hühner unter Stress stärker mit den gefährlichen *Campylobacter*-Bakterien belastet sind. Für mehr als 800 Hühnerherden simulierten die Forscher branchenübliche Transportbedingungen und stellten fest, dass sich die Erreger auf einem normalen Weg zum Schlachthaus um etwa das Zehnfache vermehrten.

Professor Tom Humphrey und sein Team führen das auf eine erhöhte Produktion des Stresshormons Noradrenalin zurück. Dieses verändere die Eisenaufnahme der Tiere und fördert damit das Mikrobenwachstum, so die Veterinäre. Stressfaktoren auf der Hühnerreise seien vor allem Transportdauer sowie Temperatur und Enge im Transporter.

Campylobacter jejuni oder *Campylobacter coli* heißen die gefährlichsten Arten der Gattung *Campylobacter*. Sie können beim Menschen entzündliche

Durchfallerkrankungen auslösen: Durchfall, Krämpfe und Fieber. Etwa ein Viertel des Hühnerfleisches in der EU ist belastet. Mit 200 500 *Campylobacter*-Erkrankungen wurde die Mikrobe im Jahr 2007 zum Hauptverantwortlichen für durch Tiere übertragene Infektionen. Während die Salmonellen sich langsam zurückziehen, stiegen die *Campylobacter*-Vorfälle von 2007 auf 2008 um 14 Prozent an und sind weiter auf dem Vormarsch.

Die Massentierhaltung erweist sich immer mehr als Gesundheitsrisiko für die Menschen: Nach einer EU-Studie zeigte sich schon im Jahr 2006, dass sich besonders in den großen Geflügelställen mit mehr als 3000 Hühnern die Salmonellen ausbreiten. Gleichwohl hat der Gesetzgeber in Deutschland jüngst die Enge in den Hühnerställen noch erhöht: Am 12. Juli 2009 hat der Bundestag einer neuen Nutztierhaltungsverordnung zugestimmt, die die Besatzdichte von bislang 33 Kilogramm Huhn pro Quadratmeter Hühnerstall auf 35 Kilo hochsetzt. Für die Langmast gilt jetzt eine Hühnerdichte von bis zu 39 Kilo pro Quadratmeter. Das entspricht etwa 25 Tieren pro Quadratmeter.

Der Stress im Hühnerstall wird dadurch eher noch zunehmen – und damit Durchfall, Fieber, Krämpfe beim Menschen. Die Zusammenhänge sind schwer zu begreifen. In den Medien werden sie selten vermittelt. Selbst in Fachkreisen setzen sich Erkenntnisse oft erstaunlich langsam durch und manchmal gar nicht. Mitunter stehen mächtige Interessen im Weg. Und so sehen die Bauern oft selbst nicht die Konsequenzen ihres Handelns.

Es gibt zwar Erkenntnisse über die Zusammenhänge, über die Folgen falscher Fütterung, die aber gelangen merkwürdigerweise nicht an die Landwirte.

Das gilt auch im Fall der E.-coli-Bakterien, die zuerst in Hamburgern von McDonald's gefunden wurden, später im Spinat, in Orangensaft und sogar im Trinkwasser. Der Erreger breitet sich aus, weil niemand ein Interesse daran hat, die Ursachen zu beseitigen. Immer wieder erkranken Menschen, und immer wieder gibt es Tote.

Im Sommer 2006 starben zwei Menschen in Amerika, ein zweijähriger Junge aus dem Staat Idaho und eine ältere Frau aus Maryland. Insgesamt erkrankten 192 Menschen in 26 Bundesstaaten. Ein Jahr zuvor sind in Großbritannien 160 Menschen erkrankt, der fünfjährige Mason Jones starb am 4. Oktober 2005 im »Bristol Children's Hospital« in Südengland.

Auch in Deutschland breitet sich der Erreger aus. Am 26. März 2006 ist im Landkreis Oberallgäu ein zweijähriger Junge gestorben. Die bislang größte Epidemie fand in Japan statt, im Jahr 1996. Weit über 10 000 Menschen erkrankten, 17 starben.

Der Keim, der die Menschen beängstigte, war erst vor wenigen Jahren über die Menschheit gekommen. Er ist hochgefährlich, die Übertragungswege sind unberechenbar, Gegenmaßnahmen gibt es für die Betroffenen kaum. Für den Erreger vereinbarten die Wissenschaftler ein Kürzel, das wie ein Codename aus einem Science-Fiction-Roman klingt: E. coli 0157:H7.

Der Krankheitskeim tarnt sich nach Kräften. Er verharrt die ersten Tage ruhig im Körper und entfaltet oft erst nach einer Woche seine unheilvolle Wirkung. Er ist äußerst langlebig, kann Monate in tierischen Exkrementen überleben und sogar mehr als acht Wochen auf trockenem blankem Edelstahl, wie er beispielsweise in Großküchen oft verwendet wird. Selbst eisige Atmosphäre stört ihn nicht sehr: Er übersteht Tiefgefrieren und vermehrt sich selbst bei frostigen 10 Grad Celsius unter null. Kälte kann sogar bewirken, dass er sich noch besser an seine Wirtszellen anklammert. Und: Er widersteht auch sauren Magensäften, gelangt unbeschadet in den Darm, wo er seine Tätigkeit aufnimmt, manchmal sorgt er nur für Durchfall, manchmal bringt er den Tod. Ende 1998 wurde in Deutschland eine Meldepflicht eingeführt. Die »weitere Ausbreitung« der Erreger gebe »zur Sorge Anlass«, schrieben führende deutsche Seuchenexperten in einem Sonderheft des Bundesgesundheitsblattes Ende 1998.

Eigentlich ist das E.-coli-Bakterium vollkommen harmlos. Es wurde 1885 von dem deutschen Kinderarzt Theodor Escherich entdeckt und nach ihm benannt: *Escherichia coli*. Jeder trägt es in sich, es hilft dem Magen-Darm-Trakt bei der Verdauung der Speisen. Die neuen Varianten haben allerdings mit ihren harmlosen Verwandten fast nur noch den Stammbaum gemein. Denn einige E.-coli-Bakterien haben sich von einem friedfertigen Begleiter des Menschen in einen gefährlichen Feind verwandelt, gerade so, als ob ein braver Dackel plötzlich zum Pitbull mutierte und fortan als Killerhund Angst und Schrecken verbreitete.

Irgendwann in neuerer Zeit hat sich – auf ungeklärte Weise – eine E.-coli-Bakterie der harmlosen Sorte ein Gen vom Erreger der Bakterienruhr aufgeschnappt und sich dann kräftig vermehrt. Die neuen, gefährlichen Vertreter der Koli-Familie heften sich an die Darmwand an und sondern dort große Mengen eines aggressiven Gifts ab, das sogenannte Shiga-Toxin, das zu den gefährlichsten giftigen Mikrobensubstanzen zählt, die überhaupt bekannt sind. Es zerstört Darm- und Nervenzellen sowie die Innenwände der Blutgefäße, vor allem in der Niere.

Die Menschen reagieren unterschiedlich auf den Angriff der Bazillen: Einige werden selbst mit den Angreifern fertig, spüren gar nichts oder werden nach einigen Tagen Durchfall von selbst wieder gesund. Bei manchen sind blutende Entzündungen des Dickdarms, Fieber und Erbrechen die Folge.

Besonders prekär kann die Infektion bei empfindlichen Menschen verlaufen, vor allem bei Kindern und Älteren, aber auch bei Schwangeren und Immunschwachen. In besonders schweren Fällen droht das sogenannte hämolytisch-urämische Syndrom (HUS), das schwere Nierenschäden bis hin zu Nierenversagen zur Folge haben kann. In diesen Fällen hilft nur noch die künstliche Niere. Unklar ist, wie viele der Bakterienopfer dieses HUS entwickeln, das gefährlichste Begleitsyndrom. Nach einer Faustregel der Mediziner tritt es etwa bei 5 Prozent aller E.-coli-Opfer auf. Wiederum 5 bis 10 Prozent der HUS-Opfer sterben, nach wissenschaftlichen Schätzungen.

Auch ansonsten bedächtige und nicht zu Panik neigende Ärzte sind beunruhigt. Denn herkömmliche Antibiotika sind oft machtlos, sie können die Lage sogar noch verschärfen, weil die neuen Bakterienmutanten auf Antibiotika bisweilen mit verstärktem Giftausstoß reagieren.

Im Februar 2008 forderten Wissenschaftler im Fachorgan *The Lancet Infectious Diseases* eine genaue Überwachung der Ausbreitung, denn immer mehr E. colis seien resistent gegen mehrere Antibiotika. Die Bakterien vom Typ E. coli 0157:H7 sind nicht die einzigen neuen Varianten des Erregers, sie werden, zusammen mit ähnlich gefährlichen Verwandten, unter dem Kürzel EHEC zusammengefasst (Enterohämorrhagische *Escherichia coli*: Kolibakterien, die Darmblutungen hervorrufen). Die Weltgesundheitsorganisation WHO rechnet E.-coli-Infektionen zu den sieben wichtigsten ansteckenden Krankheiten, bei denen mit einer weiteren Verbreitung gerechnet werden muss. Sie stellt die aggressiven Kolibakterien als neuartige Krankheitsauslöser in eine Reihe mit Erregern wie dem Aids- oder dem Ebola-Virus.

Besonders bedenklich ist für Seuchenexperten, dass der Erreger schon das Trinkwasser erreicht hat. Im kanadischen 6000-Seelen-Städtchen Walkerton ist im Jahr 2000 ein Drittel der Einwohner an EHEC-belastetem Wasser erkrankt, 18 starben.

Auch in Deutschland findet sich der Keim schon im Wasser. Im Oberst-dorfer Stadtteil Schöllang musste man deshalb zeitweilig das Wasser abko-chen, ebenso in Mühldorf am Inn.

Bis jetzt sind nur wenige Quellen betroffen; bei zentralen Trinkwasser-versorgungseinrichtungen in Bayern waren im Jahr 2002 nur 0,134 Prozent aller Proben EHEC-positiv. Aber: Drei Jahre zuvor, 1999, lag die Zahl bei 0,045 Prozent – eine Verdreifachung binnen drei Jahren. Bei Einzelwasser-versorgung, wie sie in kleineren Ortschaften typisch ist, liegt die Zahl sogar noch ein bisschen höher, bei 1,85 Prozent. Vier Jahre zuvor waren es noch 0,25 Prozent. Ein Anstieg also um das 7,4-Fache.

»Die weite Verbreitung neuer Krankheitserreger wie EHEC in der Umwelt stellt ein Gefahrenpotenzial dar, das im Zusammenhang mit Trinkwasser als ernsthaftes Problem zu betrachten ist«, befand eine Untersuchung des baye-rischen »GSF-Forschungszentrums für Umwelt und Gesundheit«.

Doch Peter Schindler vom »Bayerischen Landesamt für Gesundheit und Lebensmittelsicherheit« (LGL) meint, trotz der rasanten Vermehrung sei keine Panik angebracht: »Es sind Einzelfälle.« Es herrsche allerdings drin-gender Handlungsbedarf, denn nun seien schon die Quellen draußen in der Natur mitunter Bazillenschleudern: »Gerade die schöne klare Bergquelle, aus der die Wanderer gern trinken, ist gefährdet.« Wenn in der Nähe eine Kuh steht, ist das Wasser bedroht. Die könnte ja jederzeit ihr Bakterien-reservoir auskippen. Und es ist nicht nur die Kuh: »Die Rehe, die Hirsche, die Gemsen sind belastet, die Bakterien sind einfach überall, und sie breiten sich rasant aus.«

Anfang der 90er-Jahre des vorigen Jahrhunderts war die neue, gefährliche Variante des E.-coli-Bakteriums nur bei 5 Prozent aller Rinder festzustellen; 1997 schon bei jedem dritten Tier, wenige Jahre später bei knapp 50 Prozent aller Rinder und im Jahr 2005 bei 80 Prozent.

Dabei wäre es durchaus möglich, den Keim zu stoppen. Sogar auf ziemlich einfache Weise. Man müsste nur die Ursachen seiner Ausbreitung beseiti-gen. Und die Ursache für die Ausbreitung von E. coli 0157:H7 und seiner gefährlichen Verwandten bei den Rindern sei, sagt der Münsteraner EHEC-Experte Professor Helge Karch, die »Massentierhaltung«, insbesondere die

»nicht artgerechte Fütterung«. Auch der bayerische Wasserexperte Schindler sagt: »Es hängt grundsätzlich von der Fütterung ab.«

Moderne Hochleistungsrinder, die Fleisch ansetzen oder viel Milch geben müssen, werden mit ausgeklügelten Getreide-Kraftfutter-Mischungen versorgt. Und just diese begünstigen die Verbreitung von E. coli 0157:H7. Das fanden amerikanische Wissenschaftler von der Cornell-Universität in Ithaca zusammen mit Experten des Agrarministeriums aus Washington schon im Jahr 1998 heraus. Der Grund, so die Forscher in ihrer Studie, die im Wissenschaftsmagazin *Science* veröffentlicht wurde: Das Getreide, mit dem die Tiere gefüttert würden, wird im Magen der Tiere nur unvollständig abgebaut und gelangt deshalb unverdaut in den Darm. Dort beginnt es zu gären, es bildet sich ein saures Milieu. Die Bakterien werden dadurch gewissermaßen abgehärtet, sie gewöhnen sich an saure Umgebung und überstehen später, im menschlichen Magen, auch die Attacken der menschlichen Magensäure.

Die widernatürliche Form der Fütterung mit Mais statt Gras züchtet also förmlich jene resistenten Bazillen.

Die Forscher waren auf diese Erkenntnis durch genaues Zählen der E.-coli-Zellen im Rindergedärm gestoßen. Wenn die Tiere Getreide bekamen, fanden sich 250 000 E.-coli-Zellen von der gefährlichen Sorte pro Gramm im Darminhalt. Bei den Tieren, die Heu oder Gras bekamen, waren es nur 20 000 Zellen, und die lebten nicht lange: 99,99 Prozent von ihnen wurden durch die Magensäure beim Menschen abgetötet – und konnten keinen Schaden mehr anrichten.

»Der Magen des Rindes – ein missachtetes Ökosystem«, schrieb die *Frankfurter Allgemeine Zeitung* im Jahr 2001 in einem Artikel über die artwidrigen Fütterungspraktiken und die Erkenntnisse der US-Forscher.

Spätere Untersuchungen bestätigten die Beobachtungen – und stellten, wie etwa eine holländische Untersuchung aus dem Jahr 2005, dazu noch fest, die Grasfütterung führe auch dazu, dass die Bakterien vom Typ 0157:H7 auf dem Boden draußen schneller abstarben. Im Düngemist artgerecht gefütterter Viecher findet sich mithin kaum eine Bazille. Anders bei Turbofütterung mit Getreide.

Bisher zielen die angepeilten Maßnahmen zur Eindämmung der EHEC-Bakterien vor allem auf erhöhte Hygiene. Die *Süddeutsche Zeitung* beispielsweise machte die »mangelhafte Hygiene auf dem Feld« für die Ausbreitung der Erreger im Spinat verantwortlich.

Ja, mehr Hygiene! Das ist vermutlich die Idee eines Stadtbewohners: Peinliche Sauberkeit auf dem Acker, am besten alles mit Kacheln belegen, dazwischen Feldwege anlegen aus Edelstahl. Dann kann nichts mehr passieren. Besser wäre es natürlich, die Ursachen zu beseitigen. Das wäre ganz einfach. Auch die FAZ stellte fest, dass die Lösung des EHEC-Problems eigentlich simpel wäre: »Ernährt sich ein Rind vorwiegend von Heu und Gras«, dann könnten »die Mikroben« dem »Magensaft des Menschen nicht widerstehen«.

Sie bekommen aber kein Heu und Gras. Denn: »Wirtschaftliche Gründe sprechen jedoch gegen gesundes Futter.«

Auch die *Neue Zürcher Zeitung* meinte, nachdem sie die Forschungsergebnisse aus Amerika vermeldet hatte: »Dass die Landwirte aufgrund dieser Erkenntnis ihre Fütterungspraxis ändern werden, dürfte kaum der Fall sein. Denn schließlich fördert die Getreidediät die Fleischproduktion.« Und daher fördert auch die Europäische Union durch finanzielle Beihilfen die Maisfütterung.

Die Branche sträubt sich offenbar dagegen, die Erkenntnisse über die Ursachen der Ausbreitung der Killerbakterien und die einfachen Möglichkeiten der Vorbeugung überhaupt zur Kenntnis zu nehmen. Die Politik unterstützt die artwidrige Tierfütterung, die zum Gesundheitsrisiko für Millionen von Menschen wird. Und die Fachpresse und die Branchenberater weigern sich anscheinend, die Erkenntnisse zur Kenntnis zu nehmen und an ihre Klientel im ländlichen Raum weiterzureichen.

Selbst Bio-Produzenten sind daher offenbar ahnungslos. Auch bei ihnen tauchten schon EHEC-Bakterien auf. Beispielsweise bei dem bayerischen Unternehmen Chiemgauer Naturfleisch, das etwa die Öko-Supermarktkette Basic beliefert. Am 24. September 2004 verbreitete die Münchener Regierung die Meldung: »Bayerisches Verbraucherschutzministerium warnt vor dem Verzehr von Salametti.« In den Würsten der »Fa. Chiemgauer Naturfleisch GmbH« seien »EHEC-Bakterien nachgewiesen« worden. Die Würste seien in Baden-Württemberg, Bayern, Berlin, Hessen, Niedersachsen und Nordrhein-Westfalen vertrieben worden. Von Erkrankungen wurde, glücklicherweise, nichts bekannt.

Von den Ursachen für die Ausbreitung der EHEC-Bakterien wusste Tom Reiter, der Chef von Chiemgauer Naturfleisch, nichts: »Dass das mit dem Futter zusammenhängt, hör ich jetzt zum ersten Mal«, sagte er auf Anfrage. Natürlich hatte er sich bei Fachleuten erkundigt, aber von den Bauernberatern und Veterinärbehörden offenbar die Auskunft bekommen, dass EHEC völlig unvermeidlich sei: »Zu uns hat man gesagt, dass das Rind diese Bakterien halt in sich trägt. Da war von Fütterung nie die Rede.«

Der Laie würde natürlich annehmen, dass »Naturfleisch« von Tieren stammt, die naturgerecht gefüttert werden. Auch das: ein Irrtum. Schließlich müsse so ein Öko-Vieh ebenfalls »eine gewisse Leistung erbringen«, so Reiter. Daher betrachteten auch die Öko-Verbände in ihren Fütterungsrichtlinien die »Zufütterung von geringen Mengen Getreide« als »naturnahe Fütterung von Pflanzenfressern wie Rindern«. Immerhin kündigte die Öko-Firma an, sich »mit dem Thema weiter auseinanderzusetzen.«

Der Fall E. coli zeigt: Die Ernährung der Tiere entfernt sich weit von der Natur. Die Fachwelt, die Leute aus den Raiffeisen-Milieus, den landwirtschaftlichen Verbänden, auch den Ministerien, haben sich eine eigene Welt geschaffen, in der die Geschäftserfolge viel, die natürlichen Bedürfnisse der Tiere wenig zählen. Die Methoden des Agro-Business haben sich offenbar verselbstständigt – und die Handelnden wissen nicht mehr, was sie tun. Die Risiken steigen dadurch, für Mensch und Tier. Die Kollateralschäden nehmen zu.

Das Dumme ist: Niemand ist so recht verantwortlich. Und niemand scheint geneigt, an den riskanten Praktiken etwas ändern zu wollen. Und niemand haftet, wenn etwas passiert. Die Opfer sind, sozusagen, selbst schuld.

Das gilt auch bei den anderen Opfern der industriellen Nahrung. Zum Beispiel bei jenem Jungen, der plötzlich an Knochenschwund litt. Die Firma Coca-Cola findet, sie habe mit solchen Sachen nichts zu tun.

6. Springende Gene

Wer haftet für die neuen Risiken?

Coca-Cola und der Knabe, der an Knochenschwund litt | Wer krank wird ist selbst schuld, findet der Richter | Monster-Auberginen und der schnelle Sex der Bakterien: die unerwarteten Folgen der Gentechnik | Der Gen-Konzern rät manchen Leuten vom Verzehr seiner matschfesten Tomate lieber ab

Sebastian war ein ganz normaler Junge, er spielte gern Fußball, ging weniger gern zur Schule, er war sportlich und gesund. Ungewöhnlich war nur, dass sich bei ihm nach und nach die Zähne lockerten und einige der vorderen schon ausfielen. Im Alter von elf Jahren ist das nicht normal, befand seine Mutter, und schickte ihn zum Zahnarzt. Der ließ das Gebiss röntgen und stellte überrascht fest, dass sich bei dem Knaben der Kiefer schon zurückgebildet hatte, »atrophisch« war, wie das die Mediziner nennen.

Der Zahnarzt konnte sich das Phänomen nicht erklären und schickte den Kleinen ins Krankenhaus. Sportlich, wie Sebastian war, schwang er sich auf sein Fahrrad und strampelte zur Klinik im gleichen Stadtteil von Berlin. Unterwegs stürzte er allerdings vom Rad – und brach sich den Unterschenkel. Nun musste er mit dem Krankenwagen ins Hospital eingeliefert werden, wo ihm der Orthopäde die Knochen dann wieder zusammenschraubte. Hernach wurde der Junge auf die Station gebracht.

Weil er nicht sehr beweglich war, konnte er das Bett anfangs nicht verlassen, die Krankenschwester musste ihm eine Bettpfanne unterschieben – was erneut zu Komplikationen führte: »Aua«, sagte Sebastian leise – er hatte sich, wie die Ärzte feststellten, einen Wirbel gebrochen: »Wirbelkörperfraktur« lautete die korrekte Diagnose.

»Dem sind die Knochen regelrecht zerbröselt«, sagt Frau Professor Jutta Semler. Frau Semler hat den Jungen damals behandelt, und als sie den Wirbelkörperbruch feststellte, war sie außerordentlich beunruhigt. Denn bei einem solchen Wirbelkörperbruch bröckelt zwar einstweilen nur ein kleines Stück ab, doch dies deutet darauf hin, dass die Knochensubstanz insgesamt nicht sehr stabil ist – das Knochengerüst also von weiterem Verfall bedroht. Das sei wie bei einem Fachwerkhaus, in dem die Balken porös werden. Anfangs merke das niemand, das Gebäude bleibe stehen: »Aber dann kommt irgendwann ein Lastwagen, und das ganze Haus fällt zusammen.«

Früher Verfall, im Alter von elf Jahren: Das hatten die Ärzte noch nicht erlebt. Sie stellten weitere Untersuchungen an, was nicht ganz einfach war. Weil derlei Erkrankungen bei Kindern bislang nicht vorgekommen waren, lagen auch keine Vergleichswerte vor. Deshalb musste zunächst die Knochendichte, die Auskunft über die Qualität der Knochen geben soll, bei gesunden Kindern untersucht werden. Dabei zeigte sich dann, sagt Frau Semler, »dass der einen Befund hat wie eine alte Oma.« Die Diagnose: »Osteoporose«, Knochenschwund, eine Krankheit, die bisher vornehmlich bei Frauen jenseits der Wechseljahre aufgetreten war und wegen ihrer charakteristischen Buckelbildung im Volksmund auch »Witwenbuckel« genannt wird.

Bei der Suche nach den Ursachen von Sebastians ungewöhnlicher Krankheit tappten die Ärzte deshalb zunächst im Dunkeln. War der Knochenschwund vielleicht seinerseits Symptom einer anderen Erkrankung? Oder handelte es sich um ein völlig neues Krankheitsbild? Und wie hatte sich der Junge das Leiden zugezogen? Die Ärzte nahmen den Knaben erstmal für vier Wochen stationär auf, um die Ursachen zu erforschen und, wenn möglich, eine Therapie einzuleiten.

Einmal, nach der üblichen Ernährungsberatung, kam Sebastian zu Frau Doktor Semler und verpflichtete diese zu strenger Verschwiegenheit, namentlich gegenüber seiner Mutter. Die Ärztin sicherte Diskretion zu (weshalb Sebastians wirkliche Identität auch hier im Dunkeln bleiben muss) und erfuhr so den Grund für den kindlichen Knochenschwund.

Sebastian lebte im Berliner Stadtteil Wedding, zusammen mit seiner alleinerziehenden Mutter, die in einem Supermarkt arbeitete, um den Lebensunterhalt für sich und ihren Sohn zu verdienen. Morgens gab sie dem Kleinen immer ein paar Mark, damit er sich etwas zu essen kaufe. Denn wenn einer mit dem selbstgeschmierten Pausenbrot in die Schule käme, so würde dieser ausgelacht. Sebastian kaufte also ein, und zwar drei große Flaschen Cola am Tag und beim Bäcker eine Zuckerschnecke.

Hier lag der Schlüssel zu Sebastians Symptomen. Sebastian war, so das Urteil der Doktoren, »mangelernährt«. Und sein Knochenschwund war ursächlich auf die Cola zurückzuführen, denn die darin enthaltene Phosphorsäure entzieht den Knochen Calcium und macht sie brüchig. Sebastian wusste das nicht, seine Mutter auch nicht. Und viele andere Eltern wissen das offenbar auch nicht. Denn Sebastian blieb nicht der einzige Fall. Fast jede Woche, sagt Frau Professor Semler, die eine renommierte Osteoporosespezialistin ist, kämen Kinder und Jugendliche mit Symptomen von Knochenschwund zu ihr in die Klinik, in der bislang vorwiegend betagte Patienten behandelt wurden. Und das Cola-Syndrom wurde auch andernorts beobachtet; nach mehreren Studien steigt die Anzahl der Knochenbrüche bei den Kids mit zunehmendem Cola-Konsum.

Softdrinks sind zudem veritable Dickmacher, wie zahlreiche Untersuchungen zeigen. Eine Studie der Johns Hopkins Bloomberg School of Public Health in Baltimore im US-Staat Maryland vom Frühjahr 2009 beispielsweise ergab, dass man in einem halben Jahr ein Pfund abnehmen kann, allein durch den Verzicht auf ein zuckriges Getränk pro Tag.

Auch die Zitronensäure in vielen Softdrinks kann Folgen haben: Sie schädigt die Zähne, führt zu sogenannten »neuartigen Zahnschäden« und kann zudem die Aufnahme von Aluminium ins Gehirn und somit Krankheiten wie Alzheimer befördern. Coca-Cola enthält Phosphorsäure, Fanta enthält Zitronensäure, beides wird in gigantischen Mengen verkauft und getrunken. So gesehen ist der Coca-Cola-Konzern einer der größten Dickmacher und Zahnschädlinge.

Die Frage der Haftung für riskante Produkte ist nicht ganz befriedigend gelöst. Die Folgen sind auch nur schwer direkt nachzuweisen, vor allem bei chronischen Krankheiten, bei vielen nahrungsbedingten Gesundheitsstörungen. Kann man Coca-Cola für Folgeschäden haftbar machen? Oder sind die Leute selbst schuld, wenn sie Cola und Fanta und andere säurehaltige Softdrinks schlucken? Für die Sozialsysteme ist das eine wichtige Frage – schließlich sind sie es, die für die Folgekosten aufkommen müssen. Im Fall des Cola-Opfers Sebastian bezahlten die Krankenkassen, also die Solidargemeinschaft, für die Behandlung; nach Schätzung der Ärzte allein in diesem Fall etwa 20 000 Euro. Für Coca-Cola ist der Fall klar: Der Konzern fühlt sich nicht verantwortlich für Folgeschäden wie den Knochenschwund bei den Kleinen. »Bei Phosphorsäure (E338) handelt es sich um einen europaweit zugelassenen Zusatzstoff. Die gesetzliche Unbedenklichkeit als Zusatzstoff ist somit amtlich verbürgt«, verlautbart die Firma. Im Übrigen müsse auch kein Mensch so viel Cola trinken, dass es ihm schade.

Auf der anderen Seite ist es nicht nur ein individuelles Problem. Knochenschwäche durch Calciummangel breitet sich aus. Die Weltgesundheitsorganisation zählt Calciumdefizite zu den Mangelernährungserscheinungen von wachsender globaler Bedeutung.

Ob es an der braunen Brause liegt, ist seriös nicht zu sagen. Sicher ist: Coca-Cola ist rund um den Globus zu haben. Coca-Cola ist überall. Coca-Cola wird im Kongo verkauft und in der Schweiz. Coca-Cola-Werbung ist auf der Welt allgegenwärtig, mit Plakaten am Stadtrand von Addis Abeba und am Strand von Odessa, an Häuserwänden in Katmandu. Coca-Cola-Anzeigen erschienen rund um den Globus, sogar, fast täglich, in der Südsee-Tageszeitung *Fiji-Times*. In China ist Coca-Cola die bekannteste ausländische Marke. Außerdem ist Coca-Cola auch ein großer Wohltäter: In Albanien sponsert die Firma ein Nato-Manöver, in Indien die Pilgerboote auf dem Ganges, in den USA Schulen, und in Italien die chronisch klamme Stadtverwaltung von Venedig. Coca-Cola ist auch ein bedeutender Sponsor von Olympia, und der Deutsche Olympische Sportbund (DOSB) nimmt von der Brausefirma Geld für ein PR-Programm für mehr Bewegung und Sport: »Mission Olympic – Gesucht wird Deutschlands aktivste Stadt«.

So kann sich der Trank mit der Phosphorsäure ein gesundes, sportives Image zulegen – obwohl er nach einer Harvard-Studie besonders bei sportlich aktiven Mädchen das Risiko für Knochenbrüche erhöht.

Dabei hat Coca-Cola auch sehr nützliche Wirkungen: Die amerikanische Hausfrauenratgeberin Mary Ellen empfahl es beispielsweise als WC-Reiniger: »Nachdem es ein bisschen gewirkt hat, wird das WC-Becken strahlend sauber sein.« Und gerade solche Effekte sind es auch, die denjenigen schaden können, die das Kulturgut Coca-Cola (oder auch ähnliche Rezepturen, wie beispielsweise Pepsi) als Nahrungsmittel missverstehen.

Nun bröseln die Knochen nicht beim ersten Schluck, und das Osteoporose-Risiko durch Cola ist bei Chinesen und Ägyptern sicher nicht so groß wie bei Sebastian aus Berlin, schon weil dort nicht so viel davon getrunken wird. Doch mit höherem Konsum steigt auch das Risiko: So ergab eine Studie an saudi-arabischen Rekruten, dass diejenigen, die regelmäßig Cola tranken, häufiger unter Karies, offenen Zahnhälsen und Zahnausfall zu leiden hatten.

Außerdem hat Cola den – bei Aktionären sicher sehr willkommenen – Effekt, Durst auf mehr Cola zu erzeugen. Ratten, das ergab schon eine Studie im Jahr 1997, die vier Wochen lang Cola trinken durften, konsumierten zwei- bis dreimal so viel davon wie Vergleichstiere, die nur Wasser erhielten. Zudem verlor das Fell der Cola trinkenden Nager an Glanz, und die Tiere litten an Durchfällen. Bei Langzeitstudien zeigten sich Degenerationen von Leber- und Nierengewebe. Es ist, wie oft, die Frage, ob Ergebnisse aus Tierversuchen so ohne weiteres auf Menschen übertragen werden können.

Und es ist auch die Frage, wer schuld ist, wenn Menschen erkranken. In den USA werden häufig die Hersteller verantwortlich gemacht, wenn Menschen Schaden nehmen. In Deutschland wird die Schuld den Verbrauchern selbst zugeschoben.

So verlor Hans-Josef Brinkmann, Vizepräsident des Landgerichts Neubrandenburg in Mecklenburg-Vorpommern, seine Prozesse gegen Coca-Cola und den Schokoriegelkonzern Mars: Er hatte behauptet, der hohe Zuckergehalt in deren Produkten habe ihn zuckerkrank gemacht und zudem seine Zähne geschädigt. Die Richter wiesen das Ansinnen ihres Kollegen auf ein – relativ bescheidenes – Schmerzensgeld von 5620 Euro, plus 800 Euro Schadensersatz für seine angegriffenen Zähne, zurück.

Coca-Cola hatte sich gegen die Vorwürfe gewehrt: Das braune Getränk sei ein »einwandfreies Lebensmittel« und entspreche den Vorschriften. Das Essener Gericht folgte im Mai 2005 der Argumentation. Der Vorsitzende Richter der 16. Zivilkammer, Mathias Kirsten: »Coca-Cola hat einen nicht unerheblichen Anteil von Zucker. Diese produkttypische Eigenschaft wird von den Konsumenten in Kauf genommen. Wer trotz der allgemein bekannten Gefahren von Zuckerkonsum Coca-Cola trinkt, handelt eigenverantwortlich.« Und er wies die Klage von Hans-Josef Brinkmann ab.

Nun ist es sicher eines jeden Menschen Privatangelegenheit, wie viel Cola und wie viele Mars-Riegel er sich zumuten mag. Andererseits ist es ja auch eine politische Entscheidung, ob Zucker, ein potenter Diabetesförderer, vom Staat gefördert und künstlich verbilligt werden sollte. Und es ist auch eine politische Entscheidung, welche Zusatzstoffe zugelassen werden.

Beispiel Zitronensäure: Bei der Zulassung als Zusatzstoff war den Behörden bekannt, dass Zahnschäden drohen. Doch damals, vor Jahrzehnten, war das kein großes Problem. Der Stoff galt als harmloser Naturstoff, die drohenden Gefahren als vernachlässigbar, da kaum jemand betroffen war. Mit der Ausbreitung der Industrienahrung wurde der vormals harmlose Naturstoff allerdings zum Risiko für die Volksgesundheit, vor allem bei Kindern und Jugendlichen. Denn den Zahnkiller Zitronensäure nehmen die Menschen in überraschend großen Mengen zu sich, insgesamt weltweit über eine Million Tonnen, viele schon in ganz jungen Jahren mit allerlei Supermarktwaren wie dem »Hipp Früchte-Tee«, später mit Rama-Margarine oder Dr. Oetker Rahmtortellini. In Maggi fix für Schweinebraten, Knorr Hühnersuppe mit Nudeln oder der 5-Minuten-Terrine »Broccoli Nudeltopf«: überall Zitronensäure. Die Substanz ist einer der wichtigsten Zusatzstoffe der Lebensmittelindustrie, sorgt für Frische-Gefühl und dient als Konservierungsstoff.

Auch wer seinen Kindern statt Cola oder Fanta sogenannte Fruchtsäfte gibt, tut ihnen nicht unbedingt etwas Gutes. Nach einer Untersuchung unter zwei- bis fünfjährigen Kindern, die in der Zeitschrift *Pediatrics* veröffentlicht wurde, führen Fruchtsäfte zu Mangelernährung. Denn sie enthalten zu viel Zucker und sättigen die Kinder so sehr, dass sie keinen Appetit mehr auf das fürs Wachstum Nötige haben. Die Zweijährigen, die viel von diesen Fruchtsäften tranken, waren um 2,8 Zentimeter kleiner als die anderen, die fünfjährigen Saftfans um 4,6 Zentimeter.

Und nicht nur von Kindern wird Zucker in großen Mengen genossen: 35 Kilogramm nimmt der Bundesbürger alljährlich zu sich, mehr als 673 Gramm pro Woche. Eine vierköpfige Familie konsumiert also mehr als 2,5 Kilo Zucker allwöchentlich – das meiste allerdings nicht in Reinform, sondern als Zutat unter anderem in Milchreis, Nutella, der »Kinder«-Schokolade von Ferrero und zahlreichen anderen alltäglichen Leckereien – zuckrig, süß und zahnriskant.

Die gesundheitlichen Risiken bei der Ernährung sind heute, anders als früher, nicht unmittelbar wahrzunehmen. Wer früher verdorbenes Fleisch aß, der musste erst die Ekelschwelle überwinden und den Geruch des muffligen Steaks ignorieren. Wer einen Fliegenpilz aß, wurde mit den Folgen recht schnell konfrontiert. Und dass Kartoffeln roh nur in Maßen zu genießen sind, merkte die Menschheit relativ bald. Wer hingegen eine Cola trinkt, der spürt so schnell nichts vom Knochenschwund, wer Margarine wie Rama isst, merkt am Zahnschmelz zunächst gar nichts. Erst der massenhafte Verzehr einer Vielzahl der neuen Fabrikerzeugnisse führt, ganz langsam, zu gesundheitlichen Langzeitschäden.

Früher, so ein Strategiepapier des Bundesinstituts für Risikobewertung (BfR), der obersten staatlichen Behörde in Deutschland für derartige Bedrohungen, gab es »einfache Kausalitäten«, doch »neuartige Themen« zeigten »einen hohen Grad an Komplexität und Ungewissheit«. Die Warnmechanismen des Körpers sind dabei nicht wirksam, der Geschmackssinn als Kontrollorgan ist ausgeschaltet, die Risiken sind mit den Sinnen nicht wahrnehmbar.

Die neue Qualität dieser Risiken ist dem Publikum erstmals beim Rinderwahnsinn, bei der BSE-Debatte bewusst geworden – und vielleicht war es gerade die fehlende sinnliche Wahrnehmbarkeit, die das BSE-Problem so bedrohlich erscheinen ließ. Die BSE-Krise hat gezeigt, dass herkömmliche Methoden des Risikomanagements für die neuen Gefährdungspotenziale nicht taugen, meint der Soziologe Ulrich Beck. Wer ein Stück BSE-verseuchten Rindfleisches isst, merkt davon nichts. Er wird nicht gleich krank, sondern, wenn überhaupt, Jahre später. Und wer erkrankt? Wie viele werden es sein? Das Ausmaß der Gefährdung ist schwer einzuschätzen.

Der Soziologe Ulrich Beck (*Risikogesellschaft*) glaubt, dass diese Ungewissheiten weitreichende Folgen haben; schon für die einzelnen Menschen, die die Risiken meiden möchten und sich auf die Suche nach sauberen Zutaten machen fürs Mittagsmahl: »Die Leute müssen im Zickzack laufen, nur [...] um ein Menü zusammenzustellen.«

Die traditionellen Unglücke aus der Rubrik Katastrophen, Autounfälle, Hausbrände waren noch der Wahrscheinlichkeitsrechnung zugänglich. »Im Lauf der Jahrhunderte hat die Menschheit gelernt, mit Risiken umzugehen«, sagt Beck, »am Ende, dank der Erfindung der Wahrscheinlichkeitsrechnung gar mit mathematischen Methoden.« Jetzt sei das anders: »Die moderne Technologie dagegen hat eine neue Kategorie von Risiken hervorgebracht, die sich nicht mehr kalkulieren lässt. Die heutige Gesellschaft befindet sich somit in einer Risikofalle.« So haben die »weltweiten Bedrohungen«, meint Beck, »zu einer Welt geführt, [...] in der es statt berechenbarer Risiken nur schwer kontrollierbare Gefahren gibt.«

Die Konsequenz: »Niemand wird wirklich haftbar gemacht.«

Die Folgelasten der BSE-Epidemie trugen nicht die Verursacher. Für die Verbrennung von Tausenden von Rindern und die Einlagerung unverkäuflichen Fleisches kam der Steuerzahler mit Milliarden von Euro auf. Um die

Verursacher haftbar machen zu können, wäre nach den bisherigen Rechtsvorstellungen eine zweifelsfreie Kausalkette nötig. Dann könnte man einen Schuldigen benennen und verurteilen.

So einfach ist es aber leider nicht. Denn schuld ist meist, wie beim Dioxin in den Futtermitteln, das »System«. Das ist auch bei BSE nicht anders.

Bei den modernen Gesundheitsrisiken durch Lebensmittel ist es in der Regel nicht so leicht, den Zusammenhang zwischen einer Erkrankung, beispielsweise einer Darmentzündung, und einem einzelnen Lebensmittel ursächlich nachzuweisen und dessen Hersteller haftbar zu machen. Allenfalls bei Allergien wäre ein Nachweis in vielen Fällen möglich. Hier folgt der Schock oft unmittelbar nach dem ersten Bissen.

Komplexer ist es schon, wenn Aromen oder Geschmacksverstärker zu Übergewicht führen, wenn Zusatzstoffe das Immunsystem schädigen, den Darm angreifen. Die ursächliche Beziehung ist kaum nachweisbar, es sind komplexe Beziehungsgeflechte und Wirkmechanismen.

Das bedeutet: Es gibt niemanden, der für derlei Risiken haftet.

Äußerst schwierig schließlich ist es bei der Gentechnik. Sie ist eine potenzielle Bedrohung für den ganzen Globus – und auch für die zukünftigen Generationen. Zwar gibt es seit 2008 in der Bundesrepublik Deutschland das Gentechnik-Gesetz, das die Haftung von Gen-Landwirten regelt – allerdings nur gegenüber den Nachbarn, bei denen es zu einer Verunreinigung ihrer Ernte durch genverändertes Material kommt. Offen ist, wer bei Gen-Verschmutzung länderübergreifend haftet.

Als Greenpeace im Jahr 2008 beispielsweise in Kenia in Maissaatgut den dort nicht zugelassenen Genmais MON 810 von Monsanto nachwies, tauchte diese Frage auf. »Zurzeit gilt das normale Haftungsrecht«, sagt der Greenpeace-Genexperte Jan van Aken. »Das heißt, dass einer Gentechnik-Firma nachgewiesen werden muss, dass sie für den konkreten Fall verantwortlich ist. Wie soll ein armer Bauer aus Kenia gegen einen finanzstarken Konzern gerichtlich ankommen?«

Gerade bei der Gentechnik gibt es mitunter völlig überraschende Effekte und Verbindungen. So wunderten sich Wissenschaftler der Universität von Verona und des Max-Planck-Instituts für Züchtungsforschung in Köln selbst über das Ergebnis ihrer gentechnischen Schöpfungen. Sie wollten eine kernlose Aubergine züchten und bauten ihr dafür ein Gen aus dem

Bakterium *Pseudomonas syringe* ein. Das Experiment gelang, die Aubergine wuchs heran. Doch die Frucht wuchs weiter und weiter, schließlich war sie viermal so groß wie ihre normalen Artgenossen. Die Genforscher konnten sich diesen Effekt auch nicht so recht erklären, freuten sich aber umso mehr darüber, dass die Monsterpflanzen – ebenfalls unerklärlicherweise – für ihr überdimensionales Wachstum nur eine Temperatur von 17 Grad benötigten. Wodurch der Gen-Gärtner im Gewächshaus sogar noch Heizkosten sparen könnte.

Solch überraschende Effekte können auch unangenehme Folgen haben: Berühmt wurde der Fall des Genforschers Arpad Pusztai. Der gebürtige Ungar, der in Schottland lebt, beobachtete zu seinem großen Erstaunen unerwartete Eigenschaften bei einer genmanipulierten Kartoffel. Er hatte der Knolle ein Gift-Gen eingebaut, das aus dem Schneeglöckchen stammte, um damit die Kartoffelpflanzen besser gegen Schädlinge zu wappnen.

Als er die neuen Kartoffeln dann an Ratten verfütterte, wurden diese krank: Ihre inneren Organe schrumpften um 10 Prozent, es kam zu Entzündungen in Magen und Darm. Seltsamerweise zeigten die Ratten diese Effekte nicht, wenn sie das reine Schneeglöckchengift bekamen, sondern nur, wenn sie die genmanipulierten Kartoffeln fraßen.

Forscher Pusztai verkündete daraufhin am 10. August 1998 im britischen Fernsehen: »Hätte ich die Wahl, würde ich gentechnisch veränderte Lebensmittel nicht essen, bevor ich nicht vergleichbare experimentelle Beweise gesehen habe, wie wir sie mit unseren gentechnisch veränderten Kartoffeln produziert haben.« Den Satz hätte er nicht sagen sollen, denn er verlor daraufhin seinen Job am Rowett-Institut in Aberdeen. Sein Labor wurde geschlossen, Wissenschaftlerkollegen und auch die Medien überschütteten ihn mit Spott und Häme. Erst im Februar 1999 stellten sich ihm 23 internationale Wissenschaftler zur Seite und forderten seine Rehabilitierung. Dabei ist Pusztai keineswegs ein Gentechnik-Kritiker, sondern gerade ein Befürworter, der nur die – eigentlich bescheidene – Forderung erhob, dass die Sicherheit der genmanipulierten Erzeugnisse durch Fütterungsversuche im Labor überprüft wird, bevor diese an Menschen verabreicht werden.

Solche Versuche aber bringen mitunter wenig Erfreuliches zutage. Greenpeace beispielsweise veröffentlichte im Jahr 2005 bislang vertrauliche Dokumente über Fütterungsversuche mit Monsantos Genmais MON 863. Bei den

Ratten habe sich, so die Umweltschützer, das Blutbild verändert und es seien Organschäden aufgetreten. Arpad Pusztai, der eine Risikobewertung von MON 863 für die deutsche Regierung erstellt hatte, warnte vor einer Marktzulassung. »Es ist nicht anzunehmen, dass die Schäden an den inneren Organen der Ratten und dem Blutbild der Tiere auf Zufall beruhen. Die Akten zeigen zudem, dass der Versuchsaufbau ungenügend und die Datenauswertung fehlerhaft war.« Weitere Untersuchungen seien zwingend notwendig.

Vor allem für Versicherungen sind die Haftungsrisiken nur schwer kalkulierbar, weil die Folgen von Handlungen und auch Verfehlungen fast unübersehbar sind. Bedenkliche Entwicklungen.

Besorgt sind auch die Mediziner, weil die Manipulationen der Gentechniker dazu führen können, dass Arzneien nicht mehr wirken. Patienten, die bestimmte Medikamente nehmen müssen, sollten daher beim Verzehr von Gen-Nahrung aufpassen. Dazu riet sogar ein Hersteller von Gen-Nahrung, die US-Firma Calgene. Sie hatte eine matschfeste Tomate entwickelt, mit Hilfe von Gen-Ingenieuren. Die Firma riet jenen 76 000 Amerikanern, die ein bestimmtes Antibiotikum einnehmen (»Kanamycion«), vom Verzehr der Gentomaten ab – die Arznei könnte sonst versagen. Ob die Gen-Pflanzen die Wirksamkeit von Medikamenten behindern können, ist umstritten. Die Hersteller wie der Schweizer Agro-Konzern Syngenta bestreiten es seit Langem.

Auch amtliche Stellen wie das Berliner Robert Koch-Institut sahen früher »kein nennenswertes Risiko«. Mittlerweile mehren sich allerdings auch die Bedenken amtlicher Stellen: »Antibiotikaresistenzen in Mikroorganismen können mit Risiken für die menschliche Gesundheit verbunden sein«, konstatierte das Institut 1999.

Die europäische Lebensmittelsicherheits-Agentur EFSA hat eine differenzierte Haltung: Sie sehe zwar kein grundsätzliches Risiko, dass sich Antibiotikaresistenzen auf diesem Wege ausbreiten, allerdings gebe es auch Antibiotikaresistenz-Gene, bei denen dies anders aussieht. Sie sollten nur zu Forschungszwecken angebaut und nicht vermarktet werden.

Eine sehr differenzierte Haltung auf dem bisherigen Stand der Erkenntnis. Für den Laien etwas unbefriedigend, denn die Erkenntnislage kann sich morgen ändern – und bis dahin können sich die manipulierten Gene unkontrolliert ausgebreitet haben. Dabei ist die Art und Richtung der Ausbreitung offenbar nur schwer einzuschätzen. Denn die Gene können ihre Eigenschaften, ihre Erbanlagen offenbar sehr flink weitergeben.

Bis Erbanlagen vererbt werden, denkt der Laie, ist doch einiger Aufwand vonnöten. Ein Mensch, der seine Gene weitergeben möchte, muss erst zur Partnerwahl schreiten, die Erwählte überzeugen und dann den Akt der Fortpflanzung einleiten, neun Monate warten und sehen, ob der Nachwuchs die großen blauen Augen der erwählten Blonden hat. Wenn jene zierliche Blonde mit ihren großen blauen Augen hingegen in eine vollbesetzte Straßenbahn steigt, wird nach der nächsten Haltestelle, wo sie wieder aussteigt, kein einziger ihrer Mitfahrer erblondet sein. Bei Bakterien ist das anders. Sie leben meist dicht gedrängt zusammen, und sie tauschen ihre Erbanlagen flink und ohne neunmonatige Wartezeit aus. Bakterien können fremde Gene »schlagartig« aufnehmen, ganze »Pakete« mit Erbinformationen, sagt Jürgen Heesemann vom Max-von-Pettenkofer-Institut in München.

Die Praktiken, die die Bakterien für den Austausch von Erbanlagen anwenden, haben die Wissenschaftler lange übersehen. »Unter Bakterien herrscht völlig ungeahnte Promiskuität«, sagt der Oldenburger Mikrobiologe Wolfgang Wackernagel. Für den Gen-Verkehr beim häufigen Partnerwechsel haben die flotten Bazillen offenbar ein eigenes Shuttle-System entwickelt. Dazu benutzen sie eine Reihe von Genen, die sie schnell abstoßen, aber auch schnell aufnehmen können, die sogenannten Plasmide.

Im Unterschied zu den Menschen, die ja Erbanlagen nur unter Ihresgleichen austauschen, haben Bakterien auch keinerlei Hemmungen, von völlig fremden Kleinstlebewesen in Windeseile Erbanlagen aufzunehmen. Gerade so, als ob die schöne Blonde, die in eine Straßenbahn voller Italiener steigt, beim Aussteigen nicht nur die schwarzen Augen eines Mitfahrers aus Palermo aufgenommen hätte, sondern noch die muskulösen Arme seines Nachbarn und das fletschende Hundegebiss von dessen Pitbull.

Das kann, auch in der Welt der Bazillen, gefährlich werden: »Es ist dieser Austausch zwischen ganz unterschiedlichen Bakterien, der als die eigentlich brisante Entdeckung angesehen werden muss«, konstatierte der emeritierte Schweizer Professor Michael Teuber von der Eidgenössischen Technischen Hochschule in Zürich, der resistente Bakterien in Milch und Käse entdeckt hatte. Dabei hatten, wie bei jenem E.-coli-Bakterium vom Typ 0157:H7, das Lauren Rudolph getötet hatte, völlig harmlose Bakterien die Resistenzgene von aggressiven Artgenossen aufgenommen und sich so in gefährliche Wesen verwandelt. Das eigentlich harmlose Milchsäurebakterium *Lactococcus lactis*, das normalerweise von Antibiotika abgetötet wird, hatte Widerstandsgene von drei bis vier anderen Bakterienarten erworben und war so gegen drei Antibiotika resistent geworden. Bedenklich dünkt ihn, dass diese Weitergabe von Genen und die Entwicklung aggressiver Arten durch Verzehr von Milch und Käse »im Konsumenten weitergehen könnte«. Die »springenden Gene« seien das eigentliche Risiko, so Teuber.

Französische Wissenschaftler haben nachgewiesen, wie durch solchen schnellen Bakteriensex gefährliche Anlagen noch weiter gesteigert, die Aggressivität von Krankheitserregern sich also in Windeseile weiter aufschaukeln kann. Sie hatten aus dem Körper eines 16-jährigen Pestkranken von der Insel Madagaskar den Krankheitsauslöser, das Bakterium *Yersinia pestis*, isoliert und im Labor mit anderen Bazillen zusammengebracht. Und tatsächlich tauschten die Bakterien ihre unterschiedlichen Begabungen recht flott aus: Von einem E.-coli-Bakterium, das sich durch besondere Widerstandskraft gegen verschiedene Antibiotika auszeichnete, übernahm das Pestbakterium dessen Fähigkeit der Multiresistenz – mit der Folge, dass gegen den Pesterreger gleich mehrere Medikamente wirkungslos blieben. Und: Die neuerworbene Fähigkeit, den Arzneien zu trotzen, gab der Pesterreger auch gleich wieder an andere Verwandte vom Stamm der Pesterreger weiter.

Die überraschenden Fähigkeiten der Bakterien und ihr sprunghaftes Verhalten lassen besondere Vorsicht geboten erscheinen. Die neuen Risiken sind unkalkulierbar geworden, daher wirkt es verständlich, wenn die Menschen gegenüber der Gentechnik tiefe Skepsis hegen.

Natürlich sind Menschen bereit, Risiken einzugehen. Viele fahren mit dem Auto, obwohl sie wissen, dass ein Unfallrisiko besteht. Viele rauchen, obwohl sie auf jeder Packung darauf hingewiesen werden, dass sie ein Gesundheitsrisiko eingehen. Und viele kraxeln sogar steile Bergwände hinauf oder stürzen sich mit Fallschirmen vom Himmel herunter. Sie sind sich des Risikos bewusst, nehmen es aber in Kauf, weil sie sich Vorteile, einen Nutzen, vielleicht auch nur Vergnügen versprechen: Sie sind freie Bürger, sie haben die Wahl, ob sie das Risiko eingehen möchten oder nicht.

Bei den Lebensmitteln, bei der zeitgenössischen und zukünftigen Lebensmittelproduktion gibt es ebenfalls Risiken, doch den einzelnen Menschen bleibt keine Wahl, die multinationalen Konzerne entscheiden. Wenn ein Nahrungskonzern verkündet, dass Essen ohne Genmanipulation nicht mehr zu haben sein wird, wenn zudem Zusatzstoffe, die durch Genlabors erzeugt wurden, nicht als solche ausgewiesen werden, wird die Wahlfreiheit der Verbraucher untergraben. Zwar haben die Bürger in einer Demokratie die Möglichkeit, alle paar Jahre über ihre Regierung zu befinden, aber bei elementaren Fragen wie denen der Ernährung wird ihnen die Freiheit genommen, was besonders Menschen erbost, die seit Jahrhunderten an Selbstbestimmung gewöhnt sind wie die Schweizer. Einer von diesen protestierte schon in der *Neuen Zürcher Zeitung* per Leserbrief gegen die »Chemokratur« durch die global agierenden Konzerne, denen auch die nationalen Regierungen kaum noch Vorschriften machen können.

Besonders in der Gentechnik-Frage ist das offenkundig: Die Ablehnung durch die Bevölkerung ist so massiv wie in kaum einer anderen Frage – und gleichwohl unterstützen Politiker, Regierungen und Professoren die Gen-Konzerne.

Die Risiken wachsen dabei in unbekannte Dimensionen. Die Frage der Verantwortung ist ungeklärt, Versicherungen gegen die neuen Großrisiken kann es nicht geben, finden Leute wie der Risikoforscher Ulrich Beck: »In dem Maße, wie die Natur industrialisiert wird«, schreibt Beck, »entstehen neue Arten von Unsicherheiten […], fabrizierte Unsicherheiten. […] Die neuen Gefahren zerstören die Pfeiler des konventionellen Risikokalküls: Schäden können kaum noch bestimmten Tätern zugeschrieben werden, sodass das Prinzip ›Der Verursacher zahlt‹ an Schärfe verliert; Schäden können auch nicht mehr finanziell aufgezogen werden – es hat keinen Sinn, sich gegen die Worst-Case-Verzweigungen der globalen Bedrohungsspirale zu versichern.«

Das sehen offenbar auch die Versicherungen so: Weil sie sich weigern, Policen für unkalkulierbare Risiken auszustellen, sei »die Frage der Haftung für den Fall einer Umweltkatastrophe weiterhin ungelöst«, schreibt der amerikanische Gentechnik-Kritiker Jeremy Rifkin.

In besonderem Maß gilt dies bei jenen winzigen Wirkstoffen aus der industriellen Welt, die die Steuerungsmechanismen der Lebewesen stören können, ihre Fortpflanzung beeinträchtigen – und damit, im »Worst-Case-Szenario«, den Fortbestand des Lebens auf der Erde bedrohen.

7. Milchkuh Erwin

Künstliche Hormone in der Nahrung machen dick und unfruchtbar

Die transsexuellen Fische und das Busenwunder in der Schweiz | Geschlechtshormone aus dem Babygläschen | Droht der Menschheit die »chemische Kastration«? | Hormonstörer als Dickmacher | Ein Mord auf freiem Feld | Unter Hormonverdacht: Mineralwasser aus Plastikflaschen

Das Mädchen war noch sehr jung, doch an ihrem Körper zeigten sich schon Zeichen beginnender Fraulichkeit, erste Anzeichen von Brüsten und Schamhaaren. Sie war damals gerade drei Jahre alt.

Das sei heute »gar nicht mehr so ungewöhnlich«, sagt Marcia Herman-Giddens, Gesundheitsforscherin an der Universität im US-amerikanischen Staat North Carolina. Sie hat schon viele solcher frühreifen Mädchen gesehen. Bei einer Untersuchung von 17 000 amerikanischen Mädchen, an der die Forscherin mitwirkte, zeigten 1 Prozent aller weißen Dreijährigen und mehr als 14 Prozent der weißen Achtjährigen erste Anzeichen körperlicher Reife. Viele von ihnen kamen verfrüht in die Pubertät. Das ist nicht nur ungewöhnlich, das ist auch gefährlich. »Das bedroht ihre Gesundheit als Erwachsene«, sagt Shanna Swan vom kalifornischen Gesundheitsdienst: »Je früher die Pubertät einsetzt, desto höher ist das Risiko, später an Brustkrebs zu erkranken.«

Auch in der Schweiz zeigten sich auffällige Veränderungen. Dort gab es bei einem Mädchen ebenfalls extrem früh erste Zeichen von Weiblichkeit – schon in den ersten Lebensjahren. Die Eltern wollten das allerdings nicht an die große Glocke hängen. An die Öffentlichkeit kam das Thema, als die Boulevardzeitung *Blick* von einem eidgenössischen »Busenwunder« berichtete: Die jungen Eidgenossinnen benötigten immer größere Körbchen, so konstatierten die Büstenhalterhersteller im Lande.

Bei solchen Themen denkt gemeinhin niemand ans Essen. Und doch kam bald der Verdacht auf, dass die auffälligen Veränderungen mit bestimmten Nahrungsbestandteilen zu tun haben: Stoffen, die wie Hormone wirken, schon in winzigen Mengen. Sie sind immer häufiger zu finden – in Fischbüchsen, in Plastikverpackungen, als Rückstände von Pflanzenschutzmitteln auf Erdbeeren, Salat und bisweilen, legal oder illegal, im Fleisch. Auch in Babygläschen, ja sogar in dem Milchpulver fürs Babyfläschchen wurden sie gefunden. Selbst die Farbstoffe für Schokolinsen und andere Süßigkeiten können wie weibliche Hormone wirken. Und bei der Fläschchennahrung für Säuglinge könnte das mitunter auch der Fall sein – wenn sie aus Soja hergestellt ist.

Solche Stoffe wirken eventuell auf die menschlichen Geschlechtsorgane ein und beeinflussen Form, Größe und vor allem die Funktion. Sie können möglicherweise den Beginn der Pubertät verschieben. Und sie können, wie sich Anfang des neuen Jahrtausends herausstellte, auch dick machen (siehe Hans-Ulrich Grimm: *Die Kalorienlüge*). Denn sie können die Körpersteuerung stören.

Die hormonellen Wirkungen von Chemikalien, die die Menschen über die Nahrung oder aus der Umwelt zu sich nehmen, sind ein schwieriges Thema. Sie werden gern von den Blättern mit den großen Lettern aufgenommen, weil es mit Sex und tiefsitzenden Ängsten zu tun hat. »Neue Studie: Penis wird immer kleiner«, meldete die *Bild-Zeitung* schon 1995: »Das trifft die Männerwelt ins Mark.« Ein britischer Professor habe dazu erklärt, »wahrscheinlich ist die viele Chemie in unserem Essen dran schuld«.

Im März 1999 führte das Phänomen sogar zu britisch-deutschen Verwicklungen. Denn deutsche Zeitungen hatten über neue Untersuchungen berichtet, wonach die Qualität des britischen Spermas abnehme und Samenbanken auf der Insel schon erwögen, ihren Rohstoff vom Kontinent zu importieren. »Deutsche verleumden britische Männlichkeit«, klagte das Londoner Blatt *Evening Standard*. »Ein Schlag aus Berlin, der die Briten genau unterhalb der Gürtellinie trifft«, empörte sich die *Daily Mail*. Prompt nahmen die britischen Behörden von dem Vorhaben Abstand, das Sperma zu importieren.

Zahlreiche Forschergruppen untersuchen die hormonellen Effekte von Chemikalien. Auf Kongressen werden die Erkenntnisse heftig diskutiert. Im Vordergrund standen lange Zeit die Wirkungen aufs Sex-System. Die Wirkungen als Dickmacher kamen erst später dazu.

Es war Anfang 2007 bei der Jahresversammlung der amerikanischen Wissenschaftlervereinigung AAAS (American Association for the Advancement of Science) in San Francisco, als der US-Hormonforscher Frederick vom Saal von der Universität von Missouri-Columbia zum ersten Mal einer breiteren Öffentlichkeit die Theorie vorstellte, dass die Hormonveränderungen auch zu Übergewicht führen können, weil sie die Gewichtsregulation im Körper stören. Seit Jahren hatten Wissenschaftler einen erbitterten Streit geführt: Die unabhängigen Forscher wiesen auf Risiken hin, die industrienahen Professoren fanden die Hormonchemikalien völlig harmlos. Es geht um gewaltige Interessen: Die chemische Industrie setzt Milliarden um mit diesen »Allerweltschemikalien« *(Wirtschaftswoche)* und gibt daher viel Geld für Forscher und Studien aus, die die Unschädlichkeit der Materialien bezeugen sollen, von denen alljährlich Millionen von Tonnen produziert werden. Gerade weil diese Plastikhormone in der modernen Welt überall auftauchen, sind sie zu einer universellen Gefährdung geworden, meinen unabhängige Wissenschaftler.

Es geht um existenzielle Fragen. Daher kann in diesem Fall auch nicht gewartet werden, bis die Wirkungen bis ins letzte Detail bewiesen sind: Dann ist es womöglich zu spät. Mithin herrscht Handlungsbedarf, finden Politiker, jedenfalls in manchen Teilen der Welt. Die kanadische Regierung beispielsweise entschloss sich 2008 zu einem ersten Schritt: »Wir haben unverzüglich gehandelt, weil wir es für unsere Pflicht halten, die Bevölkerung unseres Landes und die Umwelt vor dieser potenziell schädlichen Chemikalie zu schützen«, sagte der Gesundheitsminister Tony Clement. Es ging um eines dieser Chemie-Hormone, das sogenannte Bisphenol A, BPA. Kanada verbot die Verwendung in Babyfläschchen. Denn, so der Gesundheitsminister: »Es ist klar, dass Neugeborene und Kleinkinder dem größten Risiko ausgesetzt sind.«

Ein Jahr später verbannten der US-Staat Minnesota und die Stadt Chicago das Hormon für bestimmte Anwendungsbereiche von ihren Territorien. Beunruhigend waren schon die ersten Beobachtungen über die Effekte der Industriehormone im Tierreich.

Es war auf einem Klassenausflug in freier Natur, als amerikanische Schüler plötzlich seltsame Phänomene entdeckten: missgebildete Frösche. Einigen fehlten Beine, manche hatten zu viele, andere zu viele Augen. Das war 1993 in Minnesota. Bald wurden ähnliche Beobachtungen aus anderen amerikanischen Regionen gemeldet, die Meldungen über Missbildungen mehrten sich. In jedem zweiten amerikanischen Bundesstaat wurden solche Frösche gesichtet. Die US-Wissenschaftler James La Clair und Richard Levey vom Scripps Research Institute in La Jolla/Kalifornien etwa fanden bei 5000 jungen Leopardfröschen, die sie während mehrerer Jahre untersucht hatten, 400 verkrüppelte, mit missgebildeten oder fehlenden Hinterbeinen, verkürzten Zehen oder fehlenden Füßen. Nach ihren Anfang 1999 veröffentlichten Analysen könnten Chemikalien für die Missbildungen verantwortlich sein, die als Lösungsmittel für Öle, Koffein oder Kakaobutter verwendet werden oder für Schädlingsbekämpfungsmittel aus der Landwirtschaft.

Und das scheint kein amerikanisches Spezialproblem zu sein: In Japan wurde im Juni 1998 eigens eine Kommission aus Wissenschaftlern verschiedener Disziplinen gegründet, um die Veränderungen zu untersuchen. In einem Fluss bei Tokio waren Karpfen mit extrem kleinen Geschlechtsorganen gefunden worden, im Sperma von Flundern fanden sich Eier, und Meeresschnecken mit deformierten Geschlechtsteilen waren aus dem Meer gefischt worden.

Nun kommen körperliche Missbildungen immer wieder einmal vor, als natürliche Abweichungen von der Norm. Doch im Fall der Frösche, Fische und Schnecken war die weltweite Verteilung und die Vielzahl der Missbildungen auffällig. Zudem mehrten sich binnen weniger Jahre auch die Beobachtungen über abweichende Körperformen bei anderen Tieren. Weißkopfadler, die im Gebiet der Großen Seen in Nordamerika siedelten, schlüpften plötzlich mit verformten Schnäbeln und anderen Deformationen. In Florida hatten Alligatorenmütter kaum noch Söhne, und Florida-Pumas litten zunehmend an sogenanntem Hodenhochstand (Maldescensus testis), einer Erscheinung, die noch im Mutterleib auftritt und später zu Unfruchtbarkeit und Krebs führen kann.

Viele dieser Missbildungen betrafen die Geschlechtsfunktionen: So wuchsen den Weibchen aus der Gattung der Wellhornschnecken, die in der Nordsee leben, plötzlich Penisse. Auch bei 70 anderen Wasserschneckenarten in ganz anderen Weltgegenden zeigten sich merkwürdige Geschlechtsveränderungen. In England wurden gar »transsexuelle Fische« (Greenpeace) beobachtet: Bei zahlreichen Fischarten verzögerte sich die Ausbildung der Hoden, männliche Forellen entwickelten weibliche Körpersubstanzen (»Vitellogenin«), die Ausbildung der Hoden verzögerte sich, die Forellenherren produzierten Eidotter-Proteine.

Für solche Spezialitäten im Tierreich interessieren sich gemeinhin nur wenige Menschen. Dabei könnten die Phänomene durchaus von großer Bedeutung sein, womöglich für die ganze Menschheit. Denn die beobachteten Phänomene, namentlich im Geschlechtlichen, deuten auf Veränderungen von großer Tragweite hin. Denn Sex hat ja, jenseits vom Vergnüglichen, auch die Funktion, die Fortpflanzung und also das Überleben der Arten zu gewährleisten. Jene Meeresschnecken, deren Weibchen zur Vermännlichung neigen, sind in manchen Küstenregionen schon ausgestorben, weil die verwandelten Schneckendamen keinen Nachwuchs bekamen.

Womöglich droht auch den Menschen die »chemische Kastration«, wie die amerikanische Zoologin und Pharmazeutin Theodora Colborn drastisch formulierte. Denn auch bei Menschen zeigen sich Veränderungen, die von einigen Experten als besorgniserregend, zumindest aber rätselhaft bewertet werden: So geht in manchen Weltgegenden die Zahl der Spermien zurück, die den Männern zur Zeugung ihres Nachwuchses zur Verfügung stehen.

Bei den Menschen ist es schwierig, eine einzelne Ursache zu finden; ihre individuellen Lebensgewohnheiten sind zu kompliziert, die Gesellschaften zu mobil, zu unübersichtlich, als dass die Gründe für die rätselhaften Phänomene rasch und zweifelsfrei auszumachen wären. Bei den Tieren ist es leichter: Sie reisen nicht viel, gehen nicht verschiedenen Berufen nach, essen alle das Gleiche. Und viele leiden offenbar unter Chemikalien, die ihren ehedem naturreinen Lebensraum bedrohen.

Bei den Meeresschnecken scheinen dies giftige Stoffe aus Schiffsanstrichen zu sein, organische Zinnverbindungen, die schon bei einem Milliardstel Gramm pro Liter Wasser die Geschlechtsumwandlung der Schneckendamen auslösen. Bei den Forellenherren, die in Großbritannien zur Geschlechtsumwandlung neigten, könnte dies auch an Hormonen gelegen haben, die aus Antibabypillen stammten und von den Menschenfrauen via Toilette in die Kläranlagen gespült wurden. Bei manchen Tieren zeigte sich, dass sie, wie viele der missgebildeten Frösche, in Gegenden lebten, in denen intensive industrielle Landwirtschaft betrieben wird, wie in Minnesota, der Kornkammer der USA.

Solche indirekten, aber gravierenden Risiken und Nebenwirkungen der industriellen Nahrungsmittelproduktion wurden bisher wenig beachtet.

Dabei werden die Stoffe, die jetzt in Verdacht geraten, auf die sanfte Art gravierende Störungen der Körperfunktion zu verursachen, weltweit in gigantischen Mengen eingesetzt: Als Gifte im Acker, als Zusätze in Verpackungen, als Masthilfen im Stall. Hunderttausende von Tonnen werden allein in Europa verwendet. Zumeist ganz legal, mitunter allerdings auch verbotenermaßen.

Niemand weiß genau, wie die Substanzen in ihrer Summe auf die Menschen wirken. Die Menschheit nimmt gewissermaßen an einem globalen Feldversuch teil, was mehr und mehr auch bedächtige Wissenschaftler besorgt macht, weil eben viele Substanzen im Einsatz sind, die folgenschwere Wirkungen haben können. Berichte über Missbildungen und Störungen der Sexualfunktion sind dafür erste bedeutende Indizien. Manche Wissenschaftler warnen auch vor voreiligen Schlüssen.

Hormone regulieren die wichtigsten Körperfunktionen, regeln das Wachstum, das Zusammenspiel der lebenswichtigen Organe und natürlich auch Sexualität und Fortpflanzung. Sie steuern auch die Nahrungsaufnahme, regeln das Körpergewicht, modellieren sozusagen die Figur. Diese Stoffe bewegen sich durch den Körper, zielen auf eine bestimmte Stelle und lösen dort einen bestimmten Effekt aus. Wie ein Schalter gewissermaßen, etwa im Auto, wo ein Druck auf einen Knopf den Scheibenwischer auslöst, ein Druck aufs Gaspedal das Tempo erhöht, der Tritt auf die Bremse den Wagen stoppt.

Die zuständigen Hormone wirken in unglaublich geringen Mengen. Bei Menschen ist dies auf dem Versuchswege schwer nachzuweisen, weil man ja Babys nicht verschiedene Mengen von Hormonen verabreichen kann, um dann nachzumessen, wie lang ein Arm geworden ist und wie lange das gedauert hat. Bei Versuchen mit Mäusen aber zeigte sich, dass das Sexualhormon Östradiol schon in Konzentrationen von einem Billionstel Gramm (0,000 000 000 001 Gramm) pro Gramm Körpergewicht wirkt. Das wäre vergleichbar mit einem Gin Tonic, bei dem ein Tropfen Gin auf 660 Tankwagen voll Tonic verteilt wird.

Versuche ergaben auch, dass verschiedene Substanzen zusammen ungleich stärker wirkten als ein einzelner Stoff. Die Schildkröte *Trachemys scripta* beispielsweise wurde mit diversen Substanzen dazu gebracht, dass aus ihren Eiern deutlich mehr weibliche Schildkrötenkinder schlüpften.

Dieser Bubenschwund bei der Schildkröte wurde dabei mit einem Gemisch aus verschiedenen Substanzen mit insgesamt 10 Mikrogramm eher befördert als mit 100 Mikrogramm von jeder Einzelsubstanz.

Diese Effekte können indessen nicht nur von den dazu bestimmten Hormonen ausgelöst werden, sondern auch von vielen anderen Chemikalien, die, gewissermaßen wie ein Nachschlüssel fürs Auto, die Funktionen starten – oder stoppen – können. Die herkömmliche Vorstellung (»Die Dosis macht das Gift«) wird damit suspendiert: »Ich glaube, wir haben bisher am falschen Ende der Konzentrationsskala gesucht«, sagt der US-Hormonforscher Frederick vom Saal, Pionier auf diesem Gebiet an der Universität von Missouri. »Hormonartige Stoffe wirken aber nicht wie andere Gifte. Hormone wirken nicht stärker, wenn man viel von ihnen nimmt. Manchmal passiert sogar das Gegenteil.«

Vom Saal fütterte schwangere Mäuse mit einer Chemikalie namens Bisphenol A. Er gab ihnen nicht viel, gerade mal 5 Millionstel Gramm (0,000 005 Gramm) pro Gramm Körpergewicht. Die Folge war, dass die Mäusesöhne nach der Geburt eine größere Prostata hatten als ihre unbehandelten Artgenossen.

Den meisten Menschen wird eine Mäuseprostata herzlich egal sein, die durch den Stoff namens Bisphenol A unnatürlich groß wird. Interessanterweise aber hat gerade das Schicksal der kleinen Mäuse einige große Konzerne aufgeschreckt.

Der deutsche Pharmakonzern Bayer gründete eigens eine »Task Force« mit hochspezialisierten Wissenschaftlern. Der Verband der Chemischen Industrie in Deutschland stellte fünf Forscherteams zusammen und stattete sie mit einem Millionenetat aus. Und in Amerika machte sich das Toxikologie-Institut der chemischen Industrie (CIIT) in Triangle Park im Staate North Carolina an die Arbeit, das von den US-Chemiekonzernen sowie europäischen Chemiemultis wie Novartis, Bayer und Hoechst finanziert wird. CIIT-Forschungsleiter Frank Welsch bekannte, er sei »skeptisch« gegenüber den Erkenntnissen über das Schicksal der Mäusemütter und ihrer Söhne. Gleichwohl räumte er ein, dass die tägliche Chemikalienration der Mäuse auch »für Menschen eine realistische Tagesdosis« bedeute: Denn, so der Industrieforscher: »Bisphenol A ist auch in den Auskleidungen von Konservendosen enthalten. Geringe Mengen gelangen immer ins Essen.«

Das ist nicht verwunderlich, denn diese Chemikalien zählen zu den weltweit am meisten produzierten synthetischen Substanzen. Wer mit den Stoffen in Berührung kommen möchte, braucht nur in den nächsten Supermarkt zu gehen. Beispielsweise zu Tengelmann. Dort fanden Testkäufer der Zeitschrift *natur* einmal, es war im Herbst 1998, in einem Gefrierbeutel der Tengelmann-Hausmarke A&P 125 Milligramm pro Kilogramm einer Substanz aus der Familie der Phthalate. In einem »Toppits Frühstücksbeutel« von Melitta fand sich eine andere hormonell wirksame, östrogenartige Chemikalie und in einer Plastik-Milchflasche der Brandenburger Molkerei Emzett (»Unsere beste Landmilch«) 178 Milligramm Bisphenol A pro Kilogramm.

Beinahe noch interessanter als die Funde in den Supermärkten waren die Reaktionen der betroffenen Firmen: Tengelmann blieb stumm und »gab auch nach schriftlicher Anfrage keine Stellungnahme ab«, so berichtete *natur*. Melitta-Forschungsleiter Lutz Wittenschläger war über den Befund sehr verwundert, denn die Chemikalie Isononylphenol sei im Frühstücksbeutel seiner Firma eigentlich »nicht rezepturbedingt enthalten«. Und auch die nach Laborbefund hormonell wirksame Milchflasche sei als Phänomen, wunderte sich ein Manager des Herstellers Bayer, »für uns mehr als erstaunlich«. Die Firma Bayer, die im Auftrag des »Landliebe«-Mutterkonzerns Campina den europäischen Zukunftsmarkt Plastikflasche bearbeitet, um zunächst »ganz Holland frei zu machen von Glaspfandflaschen«, versicherte, der Stoff habe eigentlich gar keine hormonelle Wirkung.

Gerade die immer weiter verbreiteten Plastikflaschen erwiesen sich schließlich als hormonhaltig: Mineralwasser in diesen Flaschen ist nach einer im März 2009 veröffentlichten Studie der Universität Frankfurt am Main häufig mit Umwelthormonen belastet. Die Biologen Jörg Oehlman und Martin Wagner konnten in 12 von 20 untersuchten Mineralwässern Chemikalien nachweisen, die menschlichen Hormonen ähneln, etwa dem weiblichen Sexualhormon Östrogen. Die Plastikflaschen waren dabei doppelt so hoch belastet wie die Glasflaschen.

Das Bundesinstitut für Risikobewertung (BfR) in Berlin, die wichtigste deutsche Instanz in solchen Dingen, blieb skeptisch: Schließlich seien auch Glasflaschen belastet. Nicht einmal der Versuch mit Schnecken überzeugte die Risikowächter in Berlin; zwar »zeigte sich, dass die in Plastikflaschen gehaltenen Schnecken mehr Embryonen produzierten als die in den Glasflaschen. Ob die Ursache dafür allerdings in einer Kontamination mit hormonartigen Substanzen aus den PET-Flaschen liegt oder aber auf unterschiedlichen Lebensbedingungen der Schnecken in der Plastik- bzw. Glasflasche beruht, ist aus den veröffentlichten Daten nicht ersichtlich.«

So führt der streng naturwissenschaftliche Scharfsinn der Berliner Risikoforscher zu ganz eigenen Bewertungen. Und aus ihrer Warte mögen sie ja Recht haben:

Es kann ja sein, dass Plastikflaschen aus völlig anderen Gründen für Kinderreichtum bei Schnecken sorgen. Wer kennt schon die Lebensbedingungen dort und ihre Auswirkungen auf das Fortpflanzungsverhalten. Und überhaupt, ob das auf Menschen übertragbar ist, ist schon sehr die Frage: Welcher Mensch lebt schon in einer Plastikflasche?

Nach dieser Logik ist der Fall klar: Nach Ansicht des BfR können aus den Daten keine wissenschaftlich begründeten Schlussfolgerungen zum gesundheitlichen Risiko des Verbrauchers durch Plastikflaschen gezogen werden. Für vorsichtige Konsumenten indessen ist der Fall ebenso klar: Wenn in diesen PET-Flaschen seltsame hormonelle Effekte auftreten, dann lassen wir sie lieber stehen – auch wenn noch nicht bis ins Kleinste nachgewiesen ist, was genau mit dem Schneckennachwuchs passiert ist.

Es geht auch nicht nur um Plastikflaschen. Es geht um eine Vielzahl von industriell erzeugten Nahrungsmitteln, die unerwünschte hormonelle Effekte haben – schon auf die Jüngsten.

Bisher waren vor allem fetthaltige Konserven hormonbelastet – Öle, Pestogläser, aber auch Babygläschen (siehe Hans-Ulrich Grimm: *Die Kalorienlüge*). Die Plastikhormone befinden sich dabei als sogenannte »Weichmacher« im Deckel, können sich von dort lösen und ins Lebensmittel hineinwandern. Betroffen sind auch immer wieder Fischbüchsen mit ihrem oft ölhaltigen Inhalt. Bisphenol-A-Fischdosen fanden sich 1998 in der Schweiz, und auch in deutschen Supermärkten wurden belastete Büchsen gefunden. Zwei Drittel aller Proben aus den Supermärkten lagen über einem Grenzwert von 0,02 Milligramm pro Kilogramm, der in der Europäischen Union ehedem galt.

Im privaten Alltagsleben würde man dazu neigen, bei Stoffen, die möglicherweise riskante Effekte haben, besondere Vorsicht walten zu lassen, gerade wenn man noch zu wenig über sie und ihre langfristigen Folgen weiß. Doch solche Vorsichtsmaßnahmen gelten im Wirtschaftsleben keineswegs immer.

In Europa jedenfalls hat der Wissenschaftliche Lebensmittelausschuss der EU die gültigen Grenzwerte auf Drängen der Industrie erst einmal entschärft, kurz nachdem in der Schweiz die ersten belasteten Büchsen gefunden worden waren. Galten zuvor 0,02 Milligramm pro Kilo als ungefährlich, war es nun plötzlich die 50-fache Menge: 1 Milligramm pro Kilo Lebensmittel.

Und ungeachtet der Kritik aus Wissenschaftlerkreisen hält die Europäische Lebensmittelsicherheitsagentur EFSA hartnäckig an ihrer Unbedenklichkeitserklärung für BPA fest. 2007 entschärfte sie auch die Vorschriften über maximale Aufnahmemengen: Galten zuvor täglich 10 Mikrogramm pro Kilogramm Körpergewicht als tolerabel, setzte die EFSA die Menge nun auf 50 Mikrogramm herauf. Auch von den politischen Maßnahmen gegen BPA in Amerika lässt sich die EFSA nicht beeindrucken: Mitte 2009 bekräftigte sie noch einmal ihre Harmlosigkeitserklärung bezüglich BPA. Bei ihren Bewertungen stützte sich die oberste europäische Behörde für Nahrungssicherheit vor allem auf Industriestudien, wie die *Süddeutsche Zeitung* herausfand.

Wer also, ungeachtet der widerstreitenden Wissenschaftlermeinungen und der Verkaufsinteressen der Industrie, lieber auf Nummer sicher gehen will, dem bleibt nur gesteigerter Argwohn angesichts der Erzeugnisse, die wirken wie das weibliche Geschlechtshormon Östrogen, meinte das chronisch argwöhnische Magazin *Der Spiegel*: »Exzessiv um ihre Männlichkeit besorgte Zeitgenossen sollten«, so riet das Blatt, »beim Öffnen von Bierflaschen den Kronkorken nur mit spitzen Fingern berühren« und überdies auch »Erdbeeren misstrauen«.

Den Erdbeeren misstrauen? Um der Männlichkeit willen? Das Hamburger Organ hat hier ein bisschen vereinfacht. Denn Erdbeeren als solche können Männer kaum verweiblichen, die schönen roten Früchte haben keine hormonellen Effekte, und wer sie im Bioladen kauft, kann seiner Manneskraft auch weiterhin sicher sein. Die Gefahr der Verweiblichung droht von den Giften, mit denen Erdbeeren auf herkömmlichen Plantagen häufig gespritzt werden. Und nicht nur Erdbeeren: Obst und Gemüse aller Art wird von Bauern, Gärtnern, Plantagenbesitzern mit Insektenkillern, Pilzmitteln,

Unkrautvernichtern besprüht, und viele von diesen können im Körper wie Hormone wirken.

Das jedenfalls ergaben Untersuchungen in Holland, die im Auftrag von Greenpeace, zwei Naturschutzorganisationen und einem Verbraucherverband angestellt wurden. Die Broschüre, in der die Ergebnisse veröffentlicht wurden, zierte darum ein Titelbild, auf dem ein Kopfsalat, eine Anti-Baby-Pille, ein Kondom und eine Spirale abgedruckt waren, zusammen mit der Frage: »Welches Verhütungsmittel gehört nicht dazu?«

Auch in Deutschland finden die Umweltschützer und die Behörden regelmäßig Gifte in Obst und Gemüse.

Angesichts der flächendeckenden Belastung fordern Giftgegner ein generelles Verbot bestimmter Stoffe, die den Hormonhaushalt beeinträchtigen können.

Der Verband der Chemischen Industrie (VCI) wehrt sich aus nahe liegenden Gründen gegen solche Forderungen.

Tatsächlich wäre ein Verbot eine Maßnahme, die die Belastung vielleicht senken könnte. Es fragt sich nur, ob es auch eingehalten würde. Denn auch verbotene Substanzen gelangen immer wieder ins Essen. In manchen Kreisen der Versorgungskette herrscht eine ausgeprägte kriminelle Energie. In diesem Milieu gibt es keinen Respekt vor Gesetzen, und oft nicht einmal vor dem menschlichen Leben.

Namentlich der Fleischhandel zählt zu diesen Feldern, in denen zuweilen kriminelle Energie waltet – und auch hormonell wirksame Substanzen zum Einsatz kommen, die in erster Linie die »Fleischproduktion« erleichtern sollen, aber auch den Konsumenten tangieren können. Legal ist das nicht immer. Doch die derzeitigen Lebensmittelkontrollen lassen viel Raum für kreativen Umgang mit den Vorschriften, und auch die Supermärkte und Handelsketten lassen bisweilen allzu großes Vertrauen walten bei der Auswahl ihrer Lieferanten und deren Hintermänner. Manchmal kommen solche Praktiken ans Licht, und Staatsanwälte und Publikum können verwundert verfolgen, dass auch Menschen von sehr zweifelhaftem Leumund an der Nahrungskette mitwirken.

Von Skrupeln sind die fleischliefernden Hintermänner der Supermarktketten nicht geplagt, sie nehmen Gesundheitsschäden billigend in Kauf und sogar Todesfälle. Denn die »Hormonmafia«, die binnen weniger Jahre zur allgemeinen »Fleischmafia« geworden ist, bedient sich klassisch-mafiöser Methoden. Und überraschenderweise besteht, auf verschlungenen Wegen, eine Verbindung zwischen diesen kriminellen Kreisen und überaus seriösen Firmen wie Tengelmann und REWE, Kaufhof, Edeka und Metro, Lidl und der Kaufhalle. Diese haben mit den kriminellen Machenschaften selbstverständlich direkt nichts zu tun – sie haben nur die Kontrolle über die Herkunft ihrer Waren ein bisschen verloren.

Der größte Fall von Viehdoping in Deutschland war 1988 aufgeflogen: Der Großbauer Felix Hying im münsterländischen Südlohn-Oeding hatte 13 736 Kälber mit Hormonen gedopt. Die Chemikalienquellen des Kälberbarons wurden damals nicht aufgedeckt, es gab nur zahlreiche Hinweise auf Lieferanten in Holland. Doch auch Jahre später ging die Chemiemast weiter.

Ende 1997 wurde im belgischen Westflandern der größte Hormonfund seit Langem gemacht: Die Polizei entdeckte bei einem Bauern, der schon mehrfach wegen Hormonhandels verurteilt worden war, ein Chemikalienlager mit verschiedenen Zutaten für Hormoncocktails, die für 2000 Liter gereicht hätten – genug, um 600 000 Rinder zu behandeln.

Im März 1998 wurden von der Mailänder Polizei zehn Tierdrogendealer, darunter ein Schweizer, im Zusammenhang mit dem Schmuggel illegaler Tier-Anabolika verhaftet, die für Kälber und Hühner eingesetzt wurden.

In Nordrhein-Westfalen wurden im Sommer 1998 bei diversen Razzien 25 Höfe im Landkreis Borken durchsucht, bei 14 von ihnen fanden sich illegale Mastdrogen wie Clenbuterol und das neu zum Einsatz kommende Hormon Cortison.

Auch in Niedersachsen wurden in jenem Sommer die Fahnder fündig.

Die kriminellen Hormonmäster verfügen über ausgezeichnete internationale Verbindungen, und sie verdienen an den Geschäften sehr üppig. Den Umsatz des europaweiten Hormonschwarzmarktes bezifferten Experten des Londoner Consulting-Büros Vivah Jones 1990 auf über 3 Milliarden Mark (1,5 Milliarden Euro), Deutschlands Anteil auf 285 Millionen (146 Milliarden Euro). In Belgien rangierten die Hormondealer 1993 mit 200 Millionen Mark (102 Millionen Euro) Umsatz gleich hinter der Drogenmafia auf dem zweiten Platz, stellte die »Financial Action Task Force on Money Laundering« fest, eine in Paris ansässige supranationale Sondereinheit gegen die

Geldwäsche. Die Hormondealer beziehen ihren Stoff nach Erkenntnissen der Ermittler oft aus Südostasien, aus Argentinien und Mexiko, aber auch aus osteuropäischen Staaten und Südamerika.

Europa sei, so eine Studie der EU-Kommission, mit einem »entschlossenen, flexiblen und organisierten Dealernetz« überzogen, das seine Gewinne notfalls »mit Gewalt verteidigt«.

Das bekommen vor allem jene zu spüren, die sich allzu eifrig um die Machenschaften der kriminellen Tierdrogenclans kümmern, wie zum Beispiel der belgische Tierarzt Carlos Van Den Braembusche, dessen Haus in der Nacht zum 13. Juni 1993 gegen zwei Uhr morgens beschossen wurde: Zwei Kugeln durchschlugen die Eingangstür und einen Rollladen, die Täter konnten unerkannt in einem knallroten Wagen entkommen. Hernach konstatierte das Opfer: »Die Hormonmafia versucht jeden einzuschüchtern, der ihr im Weg ist.« Der belgische Europaabgeordnete Jaak Vandemeulebroucke wurde Opfer mehrerer Anschläge, unter anderem mit Molotowcocktails, weil er über die Hormonmafia recherchiert und ein Buch veröffentlicht hatte.

Der Tierarzt André Ermens wurde von maskierten Männern zusammengeschlagen, den Veterinär Van de Wiele passten zwei Motorradfahrer vor seiner Wohnung ab, sprühten ihm ätzende Substanzen ins Auge und schlugen ihn zusammen.

Der belgische Tierarzt Karel Van Noppen wurde im Februar 1995 auf freiem Feld mit drei Schüssen hingerichtet. Der Veterinär hatte vor seinem Tod einen Untersuchungsbericht über die Zustände in Belgiens Fleischwirtschaft geschrieben: Zwei Drittel aller Rinder und 90 Prozent aller Kälber würden mit Hormonen behandelt, Schlachthöfe, die inspiziert werden sollten, bekämen vorher Tipps aus Kreisen der Kontrolleure, und vielfach sei Bestechung gang und gäbe. Auch ihm selbst sei häufig Geld angeboten worden.

Die Mörder des Tierarztes Karel Van Noppen wurden festgenommen, sie waren sogar geständig und wurden verurteilt.

Wie die Verbindungslinien aus dem belgischen Sumpf bis in deutsche Supermärkte verlaufen, zeigte sich während der BSE-Krise, als in Großbritannien Hunderttausende von Rindern und Kälbern geschlachtet und eingelagert und verbrannt werden mussten, um die Bevölkerung Europas vor der lebensgefährlichen Creutzfeld-Jakob-Krankheit zu schützen. Merkwürdigerweise fanden sich dennoch immer wieder Partien von BSE-verdächtigem Fleisch aus Großbritannien auf dem Kontinent, 1600 Tonnen beispielsweise 1997. Auch in Deutschland kamen einige Lieferungen an, auf krummen Schmuggelwegen. Beteiligt an den illegalen Fleisch-Schiebereien waren auch Firmen aus der Hormonmafia.

Zu den Kunden gehörte beispielsweise die Firma Stockmeyer im westfälischen Sassenberg. Das Unternehmen hat eigentlich einen guten Ruf. Da offenbar die Erzeugnisse der deutschen Bauern für die Stockmeyer-Würste nicht immer ausreichen, hatte die Firma 40 Tonnen »schieren Rindfleisches« beim Fleischmakler Manfred Saga bestellt. Der wiederum besorgte das Beef in Belgien, bei der Firma Dierickx N. V. im flandrischen Zele. Dass mit dieser Firma etwas faul sein könnte, ahnte Stockmeyer-Geschäftsführer Wolfgang Koch natürlich nicht: »Das ist kein billiger Jakob, der liefert erste Wahl«, sagt der Chef. Die Lieferfirma gehörte allerdings zeitweilig einem Mann namens Kristiaan Dierickx, der häufig wechselnde Unternehmen gründet und bisweilen schließen muss, wegen illegaler Gepflogenheiten. Einer seiner Vertrauten kam kurzfristig in Untersuchungshaft, weil er als Drahtzieher für den Mord an Karel Van Noppen verdächtigt wurde – musste aber wieder freigelassen werden, weil ihm nichts nachzuweisen war.

Das Fleisch, das an Stockmeyer geliefert wurde, entpuppte sich als BSE-verdächtiges Schmuggelfleisch aus Großbritannien. Stockmeyer wiederum beliefert deutsche Supermärkte wie Edeka und Kaufhof, Metro, Tengelmann und REWE. Bei solchen Handelsbeziehungen ist es selbstverständlich schwer, für die Reinheit zu garantieren, weshalb es nicht verwunderlich ist, dass die Firma Tengelmann auf die Frage, ob die in einer Filiale gekaufte Wurst frei von BSE-verdächtigem Schmuggelfleisch sei, nicht antworten mochte.

Die Hormonmafia lieferte, über Umwege damals, auch andere Fleischwaren: Aus BSE-verdächtigen Beständen kamen Labskaus und Dosen mit »Rindfleisch im eigenen Saft« nach Deutschland, in Supermärkte der Lidl-Kette etwa und der – später vom Handelsriesen Metro übernommenen – Kriegbaum-Gruppe.

Dass bei der industriellen Produktion bisweilen Nahrungsmittel aus fragwürdigen, ja sogar kriminellen Quellen in die Maschinerie rutschen, scheint unvermeidlich. Die Verantwortlichen der Firmen sind dafür auch nicht zu verurteilen: Sie wissen ja oft nicht einmal, wer die Hintermänner ihrer Lieferanten sind. Problematisch ist indessen, dass ausgerechnet in Zeiten, in denen die Verbraucher berechtigterweise höchst verunsichert sind, niemand verantwortlich zu sein scheint für das, was den Menschen im Supermarkt verkauft wird.

Selbst namhafte Firmen laufen mitunter Gefahr, durch Einkauf aus zweifelhaften Quellen gesundheitlich riskante Erzeugnisse zu verwenden. So zog der Nahrungsmittelmulti Nestlé in Chile 1998 Babynahrung aus dem Verkehr – als »Vorsichtsmaßnahme«, wie der Konzern betonte, wegen Verdachts auf Belastung mit Clenbuterol und anderen Anabolika. Die Behörden hatten gegen zahlreiche Viehmäster Strafverfahren wegen illegaler Mastmittel eingeleitet und rieten der Bevölkerung, auf Rinderleber wegen möglicher Verseuchung zu verzichten. Bei Kleinkindern könnten Muskelkrämpfe und Herzrhythmusstörungen die Folge sein.

Doch die Bauern in aller Welt wollen ungern von den doch so praktischen und profitablen Hormonkuren lassen. In China finden sich immer wieder Hormonrückstände: In der südchinesischen Provinz Hunan erkrankten im März 2009 mindestens 70 Menschen an den Folgen von Clenbuterol in Innereien vom Schwein.

Clenbuterol gilt in Deutschland als »Katrin-Krabbe-Hormon«, benannt nach der ostdeutschen Läuferin, die zu DDR-Zeiten auch mit Hilfe von Dopingsubstanzen an die Spitze lief. Bei Schweinen führt es dazu, dass sie weniger Fett ansetzen und mehr Muskeln. Die Chinesen sind die neuesten Akteure auf dem Weltmarkt für Hormonfleisch.

Die südamerikanische Hormonmast könnte auch für Europäer zum Risiko werden: 1995 beispielsweise warnten deutsche Behörden vor Fleisch aus Uruguay: Dort war das krebserregende und selbst in den USA verbotene Hormon Diethylstilboestrol (DES) gefunden worden. Aus Uruguay kamen in jenem Jahr immerhin 6000 Tonnen Rind- und Kalbfleisch – nicht gerechnet jene Mengen, die auf Umwegen ins Land gelangen.

In Zeiten des freien Welthandels wird es zunehmend schwieriger, Hormonfleisch an den Grenzen zu stoppen. Denn die Gesetze des freien Welthandels verbieten Importsperren – auch wenn den Verbrauchern und sogar den Behörden die hormonell wirksamen Substanzen nicht schmecken. Von entscheidender Bedeutung für den freien Handel ist, dass die Nahrungsmittel von dem dafür weltweit entscheidenden Gremium goutiert werden: der Codex-Alimentarius-Kommission, einer Tochterorganisation von Weltgesundheitsorganisation und Welternährungsorganisation. Sie befindet weltweit darüber, was als gesund zu gelten hat. Etwa 160 Mitglieder hat die Kommission, die ihren Sitz in Rom hat und an wechselnden Orten auf der Welt tagt. Stimmberechtigt sind die Mitgliedsländer, von nicht geringer Bedeutung allerdings die »sachverständigen Berater« von namhaften Konzernen wie Nestlé, Coca-Cola, Hoffmann-La Roche und anderen.

Die Codex-Alimentarius-Kommission ist nun der Auffassung, dass viele Hormone keineswegs ungesund sind: Testosteron zum Beispiel, Progesteron, Zeranol Trenbolon und 17-Beta-Östradiol. Die Kommission meint, dass diese Hormone den Menschen »bei normalem Fleischverzehr« nicht schaden. Zwar ist nicht die ganze Kommission dieser Auffassung – die Abstimmung wurde 1995 mit einer knappen Mehrheit von 33 gegen 29 Stimmen bei 7 Enthaltungen gefasst –, aber die ganze Welt soll den Regeln folgen, die jene 33 Menschen beschlossen haben, in geheimer Abstimmung, unter Ausschluss der Öffentlichkeit.

Da protestierte selbst der frühere EU-Agrarkommissar Franz Fischler: »Ich bin überzeugt, dass eine Entscheidung von solcher Tragweite das Vertrauen der Verbraucher untergraben kann, wenn sie in geheimer Abstimmung in einer Organisation erfolgt, in der der Einfluss der Agrarindustrie weit größer ist als der von Verbraucherverbänden.« Die EU sträubte sich daher dagegen, fortan Hormonfleisch über die Grenzen zu lassen, beispielsweise aus den USA. Von den Farmern dort verwenden bis zu 95 Prozent Hormone, Rückstände davon waren bei 12 Prozent der Proben nachzuweisen, wie eine im April 1999 veröffentlichte EU-Untersuchung von US-Fleisch, das als »hormonfrei« deklariert war, ergab. Zum Teil fanden sich sogar Stoffe, die selbst in den USA nicht zugelassen sind. Und diese Hormonsteaks würden die US-Mäster liebend gern nach Europa schaffen: Einen Umsatz von 250 Millionen Dollar könnten sie, so glaubt die National Cattlemen's Association, hier erzielen.

Der Fall zeigt exemplarisch die Problematik der Beurteilung von neuen Risiken. Bislang waren die Gefahren, die zu bewerten waren, konkret und sofort spürbar. Die Behörden warnten, wenn eine »akute Gesundheitsgefährdung« vorlag: Übelkeit, Erbrechen, Tod. Bei den Risiken der Hightech-

Landwirtschaft, der industriellen Produktion von Lebensmitteln, der Verwendung von hormonellen Wirkstoffen im großen Stil haben solche »akuten« Gesundheitsgefahren im Weltmaßstab untergeordnete Bedeutung. Die neuen Risiken sind nicht so augenfällig, womöglich gar nicht einmal mit hundertprozentiger Sicherheit zu beweisen – doch wenn sie sich bewahrheiten sollten, sind die Folgen weitaus schlimmer.

Und dabei ist zweifelhaft, ob 33 Menschen in Rom darüber entscheiden sollten, was der ganzen Menschheit zuzumuten ist. Gerade wenn die Indizien sehr besorgniserregend sind: die Geschlechtsveränderungen in der Tierwelt, die Frühreife von dreijährigen Mädchen, die Veränderungen in der Spermienstatistik. Und wenn auch der Verband der Chemischen Industrie der Meinung ist, die hormonellen Wirkungen seien keineswegs bewiesen, so warnen doch andere Wissenschaftler vor Experimenten mit der Gesundheit von Menschen; denn die Ungefährlichkeit der hormonell wirksamen Stoffe ist ja ebenfalls nicht zweifelsfrei bewiesen.

Joachim G. Liehr, Medizinprofessor an der Universität von Texas, warnte jedenfalls schon: »Europa sollte sich auf keinen Fall auf ein vergleichbares Massenexperiment einlassen« wie die USA. Die frühreifen Mädchen seien ein Alarmsignal, und auch das Krebsrisiko durch massenhafte Hormongaben sei, selbst in niedrigen Dosen, »keineswegs zu vernachlässigen«.

Und der Münchener Professor Heinrich Karg wandte sich in einem Interview mit der *Süddeutschen Zeitung* dagegen, ein vom *Codex Alimentarius* als unbedenklich bezeichnetes Hormon namens Trenbolon zu verharmlosen. Es sei, in höherer Dosis, ein »Lebergift« und zudem bei der illegalen Anwendung nur schwer zu kontrollieren. Außerdem entspreche das Fleisch nicht den Vorstellungen der hiesigen Verbraucher: »Wer Rindfleisch kauft, erwartet nicht, dass er bei jedem Bissen bis zu einer Billion wachstumsfördernder Moleküle je Gramm aufnimmt.«

Und dann brachte der Professor aus Bayern noch ein etwas altmodisches Kriterium in die Debatte: Er stehe »persönlich auf dem Standpunkt, dass man von einem Produkt auch eine gewisse Naturidentität erwarten sollte.« Weil aber Trenbolon »bei weiblichen Masttieren eine stärkere Maskulinisierung« bewirke und zudem die Eiweißstruktur verändere, sei »ein Steak von einem trenbolonbehandelten Tier nicht mehr naturidentisch«. Das aber sei »eine sehr gewöhnungsbedürftige Vorstellung«.

Vielleicht müssen sich die Menschen an die Vorstellung gewöhnen, dass ihre Nahrungsmittel nicht mehr viel mit der Natur zu tun haben. Dass sie auch nicht mehr ihren ursprünglichen Wert haben. Dass die industrielle Behandlung leider viel zu oft dazu führt, dass die Produkte von minderem Wert, auch Nährwert, sind. Die Food-Konzerne wollen sie nun wieder künstlich aufwerten, verdienen üppig – wobei der Nutzen der angeblich besonders gesunden Produkte höchst umstritten ist.

Manche Extra-Vitamine zum Beispiel scheinen das Leben eher zu verkürzen.

Denn zu viel des Guten ist auch wieder ungesund.

8. Goldener Windbeutel

Nur die Verpackung zählt: vom Wert der Industriekost

Übergewichtig und gleichzeitig unterernährt | Lebensmittelwüsten breiten sich aus – mitten in den hochentwickelten Ländern | Warum Supermärkte Frische nicht sehr lieben | Teurer Mangel: wenig Nährstoffe in Pfanni-Püree und Land-liebe-Fruchtjoghurt? | Schneller sterben – dank der Extraportion Vitamine

Touristen besuchen diesen Ort im Westen Englands selten. Verständlicherweise, denn von herausragender Schönheit ist West Everton eigentlich nicht. Hier, in einem Stadtteil von Liverpool, gibt es vor allem alte Fabriken, Hochhäuser, Mietskasernen. Mittendrin in der Stadt, zwischen vielstöckigen Plattenbauten, liegt ein etwas trostloser Park mit ein paar Bäumen, einem Rasenstreifen und einer Reihe von Laternen, direkt daneben eine Straße. Manchmal sieht man dort Menschen, die beladen mit prallvollen Plastiktüten die Grünzone durchwandern und hernach in einem Wohnsilo verschwinden. Sie sind meist schon müde, denn sie haben einen weiten Weg hinter sich, wenn sie vom Einkauf kommen. Zum nächsten Supermarkt sind es mehr als drei Kilometer. Wer dort einkaufen will, muss ein Taxi nehmen oder den Bus. Wer gar in das nächstliegende große Einkaufszentrum will, wo es ein reichhaltiges Angebot an Obst und Gemüse gibt, muss noch zweimal umsteigen. Leichter wären die Einkaufsstätten mit dem Auto zu erreichen, doch 86 Prozent der Einwohner haben keinen eigenen Wagen.

West Everton ist ein armer Stadtteil, wer kann, kehrt ihm den Rücken. Schon Ende des 20. Jahrhunderts sind mehr als zwei Drittel der Einwohner weggezogen. Für die verbleibenden 7400 gibt es gerade noch einen »General Store«. Dort und auch in den beiden nächsten Supermärkten gibt es vor allem Dosenkost und Tiefkühlware. »Für die Menschen hier ist es sehr schwierig, frisches Obst und Gemüse zu bekommen«, sagte Clare Mahoney, Mitarbeiterin bei der Hilfsorganisation Save the Children (»Rettet die Kinder«). Sie hat Ende der 90er-Jahre des vergangenen Jahrhunderts ein Programm initiiert, um die Situation zu verbessern.

West Everton, wo die Menschen fast ausschließlich Fertignahrung und Vorgekochtes essen. Im Englischen gibt es für solche Gegenden schon ein besonderes Wort: »Food Desert«, Lebensmittelwüste. Dass das Leben in einer solchen Wüste nicht nur freudlos, sondern auch ungesund ist, zeigt die Krankenstatistik von West Everton. 40 Prozent der Einwohner sind chronisch krank, jedes fünfte Kind hat Asthma, die Sterblichkeitsrate liegt fast doppelt so hoch wie im übrigen Liverpool. Dass Menschen erkranken, weil es keine frischen Lebensmittel gibt, ist in den hochentwickelten Ländern neu. Doch jetzt breiten sich in vielen Landstrichen solche Lebensmittelwüsten aus. In Industrierevieren wie bei Liverpool, auch in vielen kleineren Städten und sogar Dörfern. In zahlreichen Orten mussten kleine Geschäfte und Gemüsehändler kapitulieren vor den großen Supermarktketten, die draußen auf der grünen Wiese zum Preiskampf antreten – ein Kampf, den die kleinen Läden, wie anderswo in Europa, verlieren. Die britische Regierung, so berichtete die Londoner *Times*, sei »alarmiert vom Ausmaß des Problems«.

Das Problem existiert nicht nur in England. Schon gibt es einen eigenen Forschungszweig, der sich mit »Food Deserts« beschäftigt und Nahrungswüsten auch in den USA, Kanada, Australien und Neuseeland ausgemacht hat. Experten schätzen, dass halb Detroit (916 000 Einwohner) eine solche Zone ist. Und jeder fünfte der 3 Millionen Einwohner von Chicago habe ebenfalls keinen Zugang zu gesunder Nahrung. Das klingt dramatisch: mitten in hoch entwickelten Industrienationen ist der Zugang zu gesunder Nahrung zum Problem geworden. Das klingt nach Afrika, ist aber ein Problem in Amerika und manchen Teilen von Europa. Die neue Form der Mangelernährung hat indessen nicht zur Folge, dass die Menschen rappeldürr werden – im Gegenteil: Sie werden immer fetter. Das liegt an der speziellen Form der Essensrationen in den Food Deserts.

Das US-Magazin *Time* stellte im Mai 2009 einen Zusammenhang her zwischen den Nahrungswüsten und der Epidemie des Übergewichts. Die Nahrungskrise, sagt Mari Galagher, Präsidentin des National Center for Public Research in Chicago, ist »wirklich eine Frage auf Leben und Tod.« In den normalen Wüsten nimmt man rapide ab – in den Food Deserts ist das Gegenteil der Fall. Denn das Neue an den Nahrungswüsten ist: Es gibt zwar Nahrungsmittel, diese aber sind so nährstoffarm, dass die Menschen riesige Mengen essen müssen, um die lebensnotwendigen Inhaltsstoffe in ausreichender Menge zu erhalten. Gleichzeitig verzehren sie damit gigantische Mengen an Fett und Zucker.

Die Nahrungswüsten und ihre Folgen für die Menschen dort zeigen: Wenn Menschen das Falsche essen, dadurch krank werden und die Kosten für die Sozialsysteme steigen, dann liegt das nicht zwingend an der Ernährung, also am falschen Verhalten der Leute, sondern an der Nahrung. Das ist ein wesentlicher Unterschied.

Es scheint immer, als ob es die Leute selbst sind, die sich durch falsche Auswahl aus den Nahrungsmitteln die überflüssigen Pfunde anfuttern. So erzählen es stets die Ernährungsexperten und Politiker in den Talkshows. Was sie verschweigen: Viele Menschen haben gar keine Wahl. Weil sie in der Lebensmittelwüste leben. Oder weil die Dickmacher den Leuten förmlich aufgedrängt werden. Sie werden durch staatliche Zuschüsse künstlich verbilligt und im Fernsehen massiv beworben.

Das zeigt: Wenn die Leute immer fetter werden, dann sind viele Faktoren daran beteiligt. Es hat natürlich auch mit den Genen zu tun, mit der Psyche, mit den Hormonen. Aber was bisher sträflich vernachlässigt wurde: Es ist auch eine Frage des Angebots. Wenn, wie in den Nahrungswüsten, Kekse allerorten billigst und in Massen verfügbar sind, Obst aber kaum zu bekommen ist, dann bleibt den Leuten schlicht keine Wahl – sie müssen das üble Zeug nehmen.

Für die Supermärkte sind Kekse natürlich auch viel angenehmer als zum Beispiel Himbeeren. Kekse halten länger, sie sind widerstandsfähig, kurz: sie sind die idealen Supermarkt-Nahrungsmittel. Dagegen sind Himbeeren der natürliche Feind des Supermarktes: Labil, leicht zerquetschbar und nur wenige Tage haltbar. Je größer die Supermarktketten werden, desto weiter werden die Transportstrecken – und desto unbeliebter werden bei den Herren der Supermärkte die gesunden Nahrungsmittel.

Extremes Beispiel: Leinöl. Es enthält zwar von allen Ölen am meisten der besonders gesunden Omega-3-Fettsäuren – doch gerade deshalb hält es nur wenige Monate und wird daher von Nahrungsindustrie und Supermärkten nach Kräften gemieden. Die Folge: Omega-3-Mangel in der Bevölkerung – und ein profitables Betätigungsfeld für Pharmafirmen, die Omega-3 in Pillenform verkaufen (siehe Hans-Ulrich Grimm: *Leinöl macht glücklich*).

Die Konzentration im Lebensmittelhandel, die Tendenz zu immer größeren Einkaufsparadiesen weit draußen auf der grünen Wiese, der gnadenlose

Preiswettkampf und der Verlust an Qualität, das sind europaweite, ja globale Phänomene, vor denen auch kulinarische Kulturnationen nicht verschont bleiben. Selbst in Frankreich breiten sich gigantische Einkaufszentren (»Géant«, »Mammouth«) aus und ziehen die Kundschaft in ihre kilometerlangen Neon-Labyrinthe.

Dass kleine Fachgeschäfte in den Innenstädten oder auf den Dörfern kapitulieren, galt bislang als beklagenswertes soziokulturelles Phänomen, welches das menschliche Miteinander betraf, weil ein Ort zum Tratschen verschwand. Dass es dadurch auch zu einem Verlust an lebensnotwendigen Nährstoffen kommen kann, von dem Menschen in größerer Zahl und namentlich Kinder betroffen sind, das wurde lange Zeit nicht bedacht. Auch dass die vorgefertigten Fabriknahrungsmittel den Menschen das Lebensnotwendige nicht geben, wurde noch nicht publik. Erst die Krankenstatistiken aus den »Food Deserts« zeigen die Defizite der Nahrung aus Dosen und Tüten und die Folgen dauerhaften Konsums.

Auch die staatlichen Behörden schenkten dieser Mangelproduktion keine Beachtung. Und für die Strafverfolger war es ebenfalls kein Thema, wenn im Erdbeerjoghurt oder dem Früchtetee die Früchte durch Aroma ersetzt wurden. Solange die zugesetzten Aromachemikalien nicht direkt giftig sind, sehen die Überwachungsbehörden keine Gesundheitsgefahr. Dass die Gesundheit gerade durch die Vorspiegelung falscher Tatsachen gefährdet ist, das kümmert die Lebensmittelaufseher bislang nicht.

Dass die Qualität der Lebensmittel eine zentrale Rolle für die Gesundheit der Bevölkerung spielt, ist der Aufmerksamkeit bisher entgangen. Die Aufseher in den Behörden und die Professoren aus den Universitäten, auch die Politiker schieben den Leuten die Schuld selbst in die Schuhe, wenn sie dick und krank werden. Die Qualität der Nahrung und ihre messbaren Mängel spielen für die Staatsorgane keine Rolle. Doch die Folgen sind jetzt offensichtlich: Mangelerscheinungen breiten sich in den reichen Ländern aus. Und der Körper wird anfälliger für allerlei Leiden.

Krankheit und Gebrechen kommen nicht immer schicksalhaft über die Menschen. Der Körper kann sich gegen Krankheitserreger auch wehren – vorausgesetzt, die Kämpfer von der körpereigenen Immunabwehr sind gut bei Kräften. Diese Armee aus Killerzellen und anderen Abwehrkämpfern wurde von der Natur, ihrer Bedeutung wegen, äußerst kampfstark ausgestattet: Ein erwachsender Mensch besitzt etwa 10 Milliarden Immunzellen und zudem noch hundert Millionen Mal so viele Antikörper. Sie alle wiegen zusammen bis zu 2 Kilogramm – mehr als unser Herz, die Leber oder das Gehirn. Und weil eine alte Killerzelle keine gute Killerzelle ist, wird sie schneller ausgewechselt als ein Bundeswehrpilot: Schon nach wenigen Tagen wird eine Immunzelle ausgemustert und durch eine neue ersetzt. Jeden Tag werden deshalb rund 250 Gramm Zellsubstanz aus der Abwehrformation neu aufgebaut. Und dazu sind einige Materialien nötig.

Zur angemessenen Ausstattung braucht die körpereigene Kampftruppe Beta-Karotin, Vitamin C, Vitamin B_6, auch ein paar Metalle wie Zink und Eisen sowie Selen. Viel muss es nicht sein, von Selen beispielsweise, das für die Produktion von Antikörpern wichtig ist, genügen 3 Milliardstel Gramm am Tag, bei Kobalt, das für die Aufnahme von Eisen und damit die Blutbildung sorgt, 10 Millionstel Gramm, bei Chrom, das zur Vorbeugung gegen Diabetes beiträgt, nur 50 Millionstel Gramm. Wenn zu geringe Mengen zugeführt werden, ist der Körper nur noch bedingt abwehrbereit: Wo Vitamin A fehlt, schrumpfen Immunorgane wie Milz und Thymus, außerdem lahmt die Aktivität von T-Lymphozyten und Killerzellen.

Mittlerweile zählen schon 20 Prozent der Bevölkerung zu den Abwehrschwachen: die sogenannten »Yopis«, alle jene aus den Gruppen der Jungen, Älteren, Schwangeren und derer mit geschwächtem Immunsystem (»Young, Old, Pregnant, Immune deficient«). Sie sind, so meinen Mediziner und Ernährungswissenschaftler, gegen Infektionen nicht ausreichend gewappnet. Gestärkt werden könnte das Immunsystem durch vermehrte Zufuhr von Obst und Gemüse.

Die Bedürfnisse der Immunabwehr können zudem individuell sehr verschieden sein; der eine braucht mehr Eisen, die andere eher Magnesium. Vielleicht hängen damit auch die individuellen Vorlieben für einzelne Nahrungsmittel zusammen: Die eine mag eher Erbsen, der andere lieber Ingwer.

Obst und Gemüse: Wundermittel mit Vielfacheffekt. Viele Studien haben auch schon die Wirkung einzelner Sorten untersucht. So sollen Kiwis gut gegen Parodontose sein, Brokkoli gegen Brustkrebs, Spinat bremst den Alterungsprozess des Gehirns, auch Birnen sind gut fürs Gedächtnis, Knoblauch und Kümmel killen Bakterien, Ingwer hemmt Rheuma, Möhren helfen gegen Nachtblindheit, Grünkohl ist gut für Herz und Kreislauf, Tomaten schützen vor Herzinfarkt. Äpfel schließlich fördern die geistige Frische, Kürbiskerne stärken das Gedächtnis, eine Banane macht wach. Das ist im Einzelfall vielleicht ein bisschen problematisch, oft auch vereinfacht; niemand sollte deshalb eine Einzelfrucht zur Spezialdiät unter Ausklammerung anderen Essens auswählen, denn das führt womöglich zu Mangel an anderer Stelle. Sicher ist, dass wir alle zusammen zu wenig davon essen.

Wenn nun aber morgen alle anfingen, in den Läden nach den gesunden Sachen zu greifen, dann wären diese schnell knapp. Denn die Lebensmittelversorgung ist darauf nicht eingerichtet. Es ist derzeit, so meinen Fachleute, in Deutschland mit dem verfügbaren Angebot nicht möglich, die gesamte Bevölkerung mit den empfohlenen Nahrungsmitteln zu versorgen.

Mit dem Nachschub könnte es knapp werden: In Deutschland beispielsweise kommen bis zu 75 Prozent allen Obstes und Gemüses aus dem Ausland. Und der Selbstversorgungsgrad geht weiter zurück, unter anderem, weil viele inländische Gärtner und Bauern beim Preiskampf der Supermärkte und Großeinkäufer nicht mehr mithalten können. In Zeiten der Globalisierung erscheint das nicht als großes Problem, schließlich kann alles jederzeit von überall importiert werden. Nur: Viele Lebensmittel, namentlich Obst und Gemüse, widersetzen sich eigentlich der Globalisierung. Gerade wenn sie frisch sein sollen, voller Vitamine, dann sind tagelange, ja wochenlange Transporte nicht unbedingt dienlich.

Endgültig knapp würde es, wenn die Menschen in Amerika und anderswo die Auslagen mit dem Gesunden stürmten. Dann müsste zur Deckung des Bedarfs die Anbaufläche für die Produktion von Obst und Gemüse verdoppelt werden; das fordern auch die Wissenschaftler des amerikanischen Krebsforschungsinstituts. Anbauflächen gäbe es genug, so haben die Experten errechnet – doch die werden derzeit von den riesigen Maisplantagen besetzt, die der Produktion von Viehfutter dienen. Denn weltweit werden 40 Prozent, in den USA gar 90 Prozent allen Getreides ans Vieh verfüttert. »Wenn weniger Weizen für Viehfutter angebaut werden würde, dann wäre mehr Land für den Anbau von Obst und Gemüse nutzbar«, schreiben US-Forscher in ihrer globalen Untersuchung über Krebs und Ernährung. Sie fordern deshalb, in der Agrarpolitik und Wirtschaftsförderung »neue Prioritäten« zu setzen.

Es ist nur so: Das Frische ist bei den Supermärkten nicht sehr beliebt. Es dient zwar der Imagepflege, es macht auch einen schönen Eindruck, weswegen die Gemüseabteilung in der Regel gleich am Eingang liegt, doch insgeheim hassen die Händler Bananen und Äpfel, Tomaten und Champignons oder Orangen. Das sagen sie zwar selten laut, aber es gibt Indizien für eine gewisse Abneigung, ja manche meinen sogar, dass die Händler den Absatz mutwillig behindern.

Wie tief die Abneigung der Händler gegen die Frischware in Wirklichkeit sitzt, wird selten klar formuliert. Man kann aber zu einer Erzählung des deutschen Autors Hans-Ulrich Treichel greifen, in der der Held über langjährige Branchenerfahrung aus dem Lebensmittelhandel berichtet: »Eine der Hauptsorgen war die Verderblichkeit der Waren. Die Kunden der Lebensmittelhändler wünschten frische Ware. Doch was für den Kunden zuallererst eine frische Ware war, war für den Lebensmittelhändler zuallererst eine verderbliche Ware. Blieb die Kundschaft aus, dann verdarben die Waren. Wurde weniger Ware eingekauft, lief man Gefahr, die Kundschaft nicht bedienen zu können. Also wurde wieder mehr Ware eingekauft, und mit der Ware stieg die Angst vor dem Verderben der Ware. Die Lebensmittelhändler litten unter beständigem Zeitdruck. Die Uhr tickte, und mit jeder Minute, die verstrich, welkte der Salat, faulten die Bananen, verfärbte sich die Wurst, wucherte der Schimmelpilz. Blieb die Kundschaft aus, dann stand der Lebensmittelhändler inmitten seiner verderblichen Ware und sah den Waren bei ihrem Verderben zu.«

Das ist zwar erfunden, doch manche Händlerkollegen zogen aus dem ewigen Kampf gegen die Verderbnis ihre Konsequenzen. Der süddeutsche Lebensmittelhändler Hartwig Bronner beispielsweise verkaufte schon vor Jahren sein kleines Supermarktimperium, das er sich aufgebaut hatte, irgendwann entnervt und stieg auf den Handel mit Wein um: »Der hält 'ne Weile.«

Werbung für Wirsing oder Artischocken ist im Fernsehen selten zu sehen. Allenfalls für verwandeltes Obst wie die sogenannten »Smoothies« – bei denen der natürliche Wert durch die nötige Pasteurisierung reduziert wurde: Steriles und püriertes Obst ist eben kein Obst mehr.

Über die Werbeetats freuen sich auch Zeitschriftenverleger. Sie bejubeln daher den Trend zur Fertigkost oder Trendiges wie die Smoothies und fördern dies nach Kräften. Da mögen die Krebsexperten und Herzspezialisten noch so oft zu Gesundem wie Artischocken, Blumenkohl und Paprika raten – was im Supermarkt zählt, ist »Gesunder Erfolg«. Und »Gesunder Erfolg« stellt sich durch »Umschlaggeschwindigkeit« und »Wiederverkaufsrate« ein. Deshalb bringt der Milchmulti Danone beispielsweise den Lebensmittelhändlern in ihrem Branchenblatt *Lebensmittelzeitung* seine FruchtZwerge anzeigenweise nahe: »FruchtZwerge lässt durch Erhöhung der Umschlagsgeschwindigkeit und Wiederverkaufsrate Ihre Kasse klingeln.« Und: »Die ausgeprägte Sammelleidenschaft der Kinder garantiert Ihnen zusätzliche Kaufimpulse.«

Interessanterweise verliert Danone über die Frucht in den »FruchtZwergen« hier kein Wort: Die ist tatsächlich auch nicht der Rede wert. Denn in einer Portion FruchtZwerge vom Typ Erdbeere steckt, wie die Stiftung Warentest nach aufwendiger Suche herausgefunden hat, »mit viel Glück das Mark einer halben Erdbeere«. (»Für den Geschmack sorgt die Chemie«, merkten die Tester an.)

Nicht viel anders sieht es bei den Konkurrenzprodukten von Ehrmann oder Nestlé aus.

Das ist eigentlich ein strafwürdiger Imagetransfer von der guten Erdbeere auf ein chemiegestütztes Industrieprodukt. Denn die Erdbeere ist nicht nur wunderschön rot, sondern auch ein wahres Gesundheitswunder, voller Inhaltsstoffe, die Ernährungsexperten wie den Fachautor Klaus Oberbeil ins Schwärmen versetzen: »Erdbeeren sind außergewöhnlich reich an Folsäure (wichtig für Blutbildung, Zellwachstum), Vitamin C (fürs Immunsystem) und Kalium (wirkt entwässernd, blutdrucksenkend). Keine andere einheimische Frucht ist so reich an Mangan, diesem Supermineral, das im ganzen Stoffwechsel tüchtig mithilft, Knochen und Blut produziert, Nerven und Gehirn nährt, für die Libido sorgt, Haare und Haut mit Farbpigmenten versorgt und nicht zuletzt die Produktion von Schilddrüsenhormonen anregt.«

Wer Erdbeeren pur isst, hat natürlich die Effekte pur. Und wer sich selbst ein Erdbeerjoghurt macht, mit 60 Gramm Erdbeeren und 100 Gramm Joghurt, der kann von diesen wundersamen Wirkungen auch noch einiges erleben. Wer hingegen FruchtZwerge nimmt oder einen Erdbeerjoghurt Marke »Landliebe«, hat nur noch ein sehr eingeschränktes Erdbeererlebnis.

So enthält das selbstgemachte Erdbeerjoghurt mit 0,12 Milligramm pro 100 Gramm sechsmal so viel vom »Supermineral« Mangan wie ein Glas »Land-liebe« (0,02 Milligramm). Und Vitamin C enthält ein ganzes 500-Gramm-Glas »Landliebe« lediglich 0,5 Milligramm, die gleiche Menge vom echten, selbstgemachten Erdbeerjoghurt hingegen 4 Milligramm. Um also die gleiche Menge an Vitamin C zu bekommen wie aus 500 Gramm selbstgemachtem Erdbeerjoghurt, müsste man acht Gläser Landliebe verdrücken. Das ergaben Messungen eines Hamburger Lebensmittellabors, die für dieses Buch in Auftrag gegeben wurden.

Dabei ist Vitamin C bei solchen Untersuchungen das Leitvitamin: Wenn es fehlt, ist das für Experten ein Hinweis, dass auch andere Vitamine und Nährstoffe fehlen. Und die fabrikmäßige Produktion entfernt tatsächlich auch andere Vitamine und Nährstoffe aus der Nahrung.

Dass die industriell hergestellten Lebensmittel in der Regel weniger von den lebenswichtigen Inhaltsstoffen enthalten als diejenigen aus frischen Zutaten, ist selbstverständlich auch den industriellen Herstellern nicht verborgen geblieben. Sie raten deshalb auf Befragen in überraschend selbstloser Weise dazu, die erforderlichen Vitamine auf herkömmlichem Weg aus frischen Früchten zu beziehen.

In einem Hamburger Labor wurde gemessen, wie viel Vitamin C in hausgemachtem Kartoffelpüree und in dem Püree von Pfanni (oder auch im Bio-Püree der Firma Bruno Fischer, dem Marktführer in den Ökoläden) enthalten ist. Danach enthält das frisch zubereitete Püree doppelt so viel Vitamin C (6 Milligramm pro 100 Gramm) wie die Fertigprodukte (jeweils 3 Milligramm). Da »die Verarbeitungstechnologie nahezu identisch ist«, wie Bruno Fischer mitteilte, ist es kein Wunder, dass das Öko-Püree vitaminmäßig nicht besser ist. Aber darin sieht die Öko-Firma kein Problem, denn »wer Kartoffelpüree wegen des Vitamin-C-Gehalts isst, der ist leider auf dem falschen Dampfer«. Auch Pfanni meint, dass der Vitamin-C-Gehalt »in zubereiteten Kartoffelerzeugnissen jeglicher Art«, ob selbstgemacht oder fertig gekauft, überhaupt keine Rolle spielt. Der Bedarf werde ausreichend über Obst gedeckt.

Da unterliegt die Püreepulverfabrik allerdings einem Irrtum, denn der Deutsche isst erheblich mehr Kartoffeln als Kiwis oder Orangen. Der deutsche Durchschnittsbürger deckt also seinen Vitamin-C-Bedarf überraschenderweise eher über Erdäpfel als über Obst. An Kiwis essen die Deutschen pro Kopf nur 4 Gramm pro Tag; immerhin, da die Frucht extrem vitaminreich ist, entspricht das je nach Frische einem Vitamin-C-Gehalt von 0,8 bis 12 Milligramm. Von Orangen isst der Normalverbraucher 16 Gramm am Tag, das entspricht 8 Milligramm Vitamin C, und die durchschnittlich 0,03 Liter Orangensaft am Tag enthalten 12,6 Milligramm.

Ganz anders sieht es bei den Kartoffeln aus: Sie ist für die Deutschen ein wichtiger Vitaminspender, denn der durchschnittliche Deutsche isst davon 198 Gramm am Tag – und nimmt damit 34 Milligramm Vitamin C auf (empfohlen sind täglich zwischen 60 und 150 Milligramm). Greift er stattdessen zu den industriellen Erzeugnissen von Pfanni und anderen, halbiert er pro Püree-Mahl seine Vitaminaufnahme.

Und der Frischeanteil sinkt stetig. Mittlerweile sind schon 45 Prozent der Kartoffeln Industrieware: Chips, Pommes, Püreepulver.

An Vitamin C müssen die Menschen dennoch keinen Mangel leiden; die Industrie füllt gerade dieses Vitamin in großen Mengen in Würste, Bonbons, Säfte. Schon warnen manche Mediziner vor »Übervitaminisierung«: Besonders beliebte, billig herzustellende und haltbare Vitamine werden massenhaft in Speisen und Getränke gefüllt, bei anderen wiederum herrscht Mangel.

Bei natürlicher Nahrung reguliert der Körper selbst die Aufnahme der verschiedenen Nährsubstanzen. In der Regel funktioniert das, und zwar überall in der Natur. So können sich auch die Tiere, die ja keinen Ernährungsberater haben, gut versorgen und ihren Körper in Form halten. Krankheiten wie Diabetes sind in freier Natur unbekannt, auch hat man noch nie übergewichtige Löwen oder dicke Adler gesehen.

In der Welt der Industrienahrung aber ist dies aus der Balance geraten. Es breiten sich völlig neue Krankheiten aus, wie Diabetes und Krebs, und es gibt ein noch nie dagewesenes Phänomen: Übergewicht bei gleichzeitiger Mangelernährung. Die Leute sind fett, und gleichzeitig leiden sie an Nährstoffmangel.

Die Nahrungsindustrie mit ihren Zwängen hat völlig neue Maximen bei der Herstellung von Lebensmitteln eingeführt. Es geht nicht mehr in erster Linie um die Menschen, um deren Gesundheit und Wohlergehen, es geht zuvörderst um die Haltbarkeit der Produkte und um den Preis. Das hat zur

Folge, dass auf der einen Seite allerlei Chemikalien zum Einsatz kommen, Konservierungsstoffe, Emulgatoren, Aromen, Geschmacksverstärker, das ganze Arsenal der Chemie-Hexenküche.

Es geht aber nicht nur um die Gesundheitsgefahren durch all diese Chemikalien. Es geht auch um die echte Nahrung, die dadurch nicht gegessen wird. Wer einen sogenannten Analogkäse isst, lässt stattdessen den echten Käse liegen – obwohl der eigentlich ganz gesund wäre. Wer einen sogenannten Fruchtjoghurt löffelt, schmeckt zwar, dank Labor-Aroma, Erdbeeren, kriegt aber keine – und dem Körper werden alle schönen Nährstoffe der Erdbeere vorenthalten. Kein Wunder, dass die Körpermechanismen entgleisen. Das ganze System der Nahrungsaufnahme und der Nährstoffversorgung wird durch diese neuartigen Industrieprodukte, vom Püreepulver bis zum Sahnedessert, von der Tütensuppe bis zum »Frucht«-Joghurt, ausgehebelt.

Die Auswirkungen sind unübersehbar. Die Industrialisierung und Globalisierung der Nahrungsproduktion hat Gesundheitsrisiken völlig neuer Art und in bisher völlig unvorstellbarem Ausmaß geschaffen. Sie betreffen die ganze Welt.

Im Unterschied zu den alten Risiken, bei denen Probleme unmittelbar und zeitnah sichtbar und die Ursachen erkennbar waren, sind die neuen Risiken diffus, sie entstehen erst mit Verzögerung, und die Ursachen (oder auch: Verursacher) sind nur schwer auszumachen oder gar haftbar zu machen.

Die Risiken sind auch außer Kontrolle geraten. Die Verbraucher, die Behörden, ja sogar die Hersteller haben keinen Überblick über die Risikofaktoren, die Verbreitung der Nahrung und die Belastung der Bevölkerung mit den chemischen Zutaten.

Das steigende Bewusstsein über die Bedeutung der Nahrung für die Gesundheit hat nun zur Folge, dass die Food-Multis neue Geschäfte wittern und neue Profitfelder erschließen. Die Industrie hat erkannt, dass ihre Erzeugnisse nicht den nötigen Nährwert haben – und hält, wiederum mit chemischen Mitteln, dagegen. Die Nahrungskonzerne, allen voran Nestlé, der weltgrößte, wollen sich als Gesundheitslieferanten profilieren. Ein profitables, aber problematisches Unterfangen, denn es ist nicht ganz einfach, mit chemisch-industriellen Mitteln jene Probleme zu lösen, die mit chemisch-industriellen Mitteln geschaffen wurden.

Gleichwohl setzen die Chemie- und Lebensmittelkonzerne große Hoffnungen ins Reparaturgeschäft. Nährstoffmangel, Immunstörungen, Übergewicht: Jetzt will die Nahrungsindustrie ausgerechnet dagegen angehen. Selbst die Gentechnik, die ja ein bisschen unter Akzeptanzproblemen leidet, soll das Essen gesünder machen. Hoechst, BASF, Monsanto bauen ihre ganze Konzernstrategie in Richtung »Life Sciences« um; Nestlé, Unilever, Procter & Gamble, Danone basteln begeistert an neuen, gesunden Wohltaten für die Menschheit. Ein pfiffiges Konzept, so scheint es: Wer leidet, weil er dick geworden ist durch allzu viel Chio Chips, von Kitkat-Riegeln, aromatisierter 5-Minuten-Terrine und Coca-Cola, für den gibt es erfolgversprechende Rezepte – von den gleichen Lieferanten, die schon die Chio Chips, Kitkat-Riegel, 5-Minuten-Terrine und Coca-Cola oder die Zutaten dafür geliefert haben.

Eine schöne Vision: Gesundheit für alle. Und »Big Food«, der agro-alimentäre Komplex, hätte gleich mehrfach daran verdient. Der einstige Nestlé-Chef Peter Brabeck-Letmathe beispielsweise glaubt, dass das »Essen der Zukunft einige Defizite ausgleicht, die das moderne Leben so mit sich bringt«. Und er positionierte seine Firma neu, in Richtung Gesundheit, Wellness, Wohlbefinden. Mit ein paar Vitaminen, besonders gesunden Bazillen und der passenden Werbekampagne lässt sich dann alles auch zu happigen Preisen verkaufen. Für die Aktionäre eine erfreuliche Strategie: Die Umsatzrendite kletterte auf stolze 14 Prozent (2007).

Der Trick: Die Leute bezahlen gern ein bisschen mehr für die Versprechungen aus dem Werbefernsehen. Der Belgier Paul Bulcke, Nachfolger von Brabeck-Letmathe, erklärt das so: »Wir haben uns in den vergangenen Jahren von einem herkömmlichen Nahrungsmittelhersteller zu einem Unternehmen, das seine Produkte mit Mehrwert und Zusatzfunktionen anreichert, gewandelt. Das macht für unsere Kunden die Preiserhöhungen akzeptabel.«

Unter unabhängigen Fachleuten ist es sehr umstritten, ob die Strategie der Konzerne auch den Konsumenten nützt. Ob es überhaupt möglich ist, mit der Designernahrung aus den Labors der Konzerne das komplexe Naturwesen Mensch angemessen zu versorgen.

Es ist ja tatsächlich sehr schwierig, die Natur in Sachen gesunder Nahrung zu übertrumpfen. Seit Jahrtausenden versorgt sie Menschen und Tiere. Und es ist ein höchst komplexes System. Der Mensch braucht ja eine unüberschaubare Menge natürlicher Substanzen, um sich am Leben zu erhalten und zu regenerieren. Niemand überblickt das Ganze, und niemand weiß auch genau, wie die Mechanismen des Körpers funktionieren bei der Nahrungsauswahl, bei der Beschaffung und der Verarbeitung. Insgesamt besteht der Körper aus geschätzten zwei Millionen verschiedenen Substanzen, und diese gilt es regelmäßig zu ersetzen (siehe Hans-Ulrich Grimm: *Die Kalorienlüge*).

Da ist es in der Tat einigermaßen riskant, den Nahrungsmitteln einzelne Substanzen hinzuzufügen, die gemäß irgendwelchen Modeströmungen unter Ernährungspäpsten und Food-Firmen als gesund gelten.

Vitamine beispielsweise, Mineralien, Metalle. Niemand hat unter Kontrolle, welche Substanzen in welcher Menge unters Essen gemischt werden. Manche Regierungen, etwa skandinavische, haben schon angereicherte Produkte, etwa Kelloggs-Cornflakes, verboten. Andere, etwa die deutsche, verzichten lieber auf Maßnahmen und wollen auch gar keine Daten erheben über Verzehrmengen. Die deutschen Überwachungsbehörden vertrauen gern darauf, dass die Herstellerfirmen das schon richtig machen werden. Die Qualitätsmedien kümmern sich nicht so richtig um vermeintliche Kleinigkeiten wie den Vitamingehalt von Kelloggs-Cornflakes.

In Amerika ist die Sensibilität größer. Die *New York Times* meinte schon sorgenvoll: »Die Verbraucher nehmen in Wirklichkeit freiwillig an einem riesigen, weitgehend unkontrollierten Experiment teil, mit Substanzen, die nützlich, schädlich oder einfach nur wirkungslos sein können.« Tatsächlich gibt es zahlreiche Hinweise, dass die Verabreichung von einzelnen Substanzen, die gerade besonders hip, besonders gesund oder einfach nur billig zu beschaffen sind, das natürliche Gefüge empfindlich stören kann.

Dass künstliche Vitamine, einzeln verabreicht, nicht sehr hilfreich sind, fand ein Forscher schon 1950 heraus: Werner Kollath, einer der Urahnen der Naturköstler. Er fütterte in einer umfangreichen Versuchsreihe Ratten zunächst mit einer auf Nagetiere zugeschnittenen Zivilisationskost, vergleichbar einer vitaminfreien menschlichen Diät aus Brötchen, Kuchen, Keksen. Die armen Tiere waren alsbald in beklagenswerter Verfassung – sie litten an chronischer Verstopfung, an Karies, sie bekamen brüchige Knochen und bösartige Veränderungen im Darm, die Vorstufe von Krebs. Sie starben zwar nicht, doch sie vegetierten kränklich oder bestenfalls »halbgesund« vor sich hin. Dann gab er synthetische Vitamine dazu, eine Kombination also, wie sie der typische Junk-Food-Konsument zu sich nimmt, der meint, seinem Körper mit zeitweiligen Multivitamingaben Gutes zu tun. Nichts geschah, die Tiere vegetierten weiter dahin. Erst als er sie mit Hefe, Getreidekeimlingen und Grünzeug fütterte, lebten die kleinen Nager sichtlich auf. Kollaths Forderung: »Lasst unsere Nahrung so natürlich wie möglich.«

Der Appell blieb ohne große Wirkung. Vitamine wurden in der Folge immer mehr Produkten zugesetzt. Schon kleine Kinder bekommen vitaminisierten Brei.

Das ist nicht ohne Risiko: Die Vitamine und Mineralien, die in Pillenform oder in Multivitaminsäften oder anderen angereicherten Lebensmitteln verzehrt werden, könnten, so befürchten Mediziner, zu Überdosierungen und zu Nierenfunktionsstörungen führen. Wer Vitamine und Mineralstoffe im Kombi-Pack über Pillen zu sich nimmt, kann sogar, so eine Studie des US-Internisten Max Horwitt, eher an Herzinfarkt oder Krebs sterben als seine Mitmenschen. Auch bei Rauchern, so ergaben Studien in Finnland und Amerika, kann synthetisches Provitamin A oder auch Beta-Carotin das Risiko für Lungenkrebs oder Herz-Kreislauf-Erkrankungen wider Erwarten erhöhen. Und selbst Vitamin C, im Übermaß genossen, kann zu Krebs führen und das Erbgut schädigen, wie neuere Untersuchungen ergaben. Bislang galt die Annahme, dass der Körper überflüssiges Vitamin C folgenlos ausscheide. Für Schwangere schließlich könnten hohe Dosen an Vitamin A die gleichen Wirkungen haben wie das Horrormedikament Contergan: Fehlbildungen bei den Kindern.

Grundsätzlich gilt: Es kommt auf die Ausgewogenheit an. Zu wenig ist nicht gut, und zu viel ist nicht gut. Zu wenig Vitamin D beispielsweise führt zu Knochenschwund, zu viel davon zu Verkalkung.

Mehrere internationale Studien kamen zu dem Schluss, dass weder Beta-Carotin-Pillen noch die Vitamine A, C und E, als Pulver oder Pillen genommen, vor Krebs und Herzinfarkt schützen. Die vorgeblichen Wirkungen waren nur im Labor bewiesen worden, im wirklichen Leben blieben sie aus.

Der dänische Mediziner Christian Gluud hat mit seinem Team vom Kopenhagener Universitätsklinikum 68 Untersuchungen mit insgesamt 232 600 Teilnehmern neu ausgewertet und festgestellt, dass die Hoffnung der Vitaminfreunde auf ein längeres Leben sich nicht erfüllte – im Gegenteil: Versuchspersonen, die die Vitamine A, E oder auch Beta-Carotin genommen hatten, starben oft früher: Die Sterberate hatte sich um 5 Prozent erhöht. »Diese Nahrungsergänzungsmittel können tödlich sein«, bilanzierte Gluud im Sommer 2009.

Der Protest kam prompt: »Wissenschaftspopulismus«, wetterte der Hohenheimer Professor Hans Biesalski. Er ist gern zur Stelle, wenn es um Lobpreis für die Vitamine geht, und kooperiert auch gern mit den Herstellern von Pulvern und Pillen (siehe nächstes Kapitel).

Man könnte natürlich auch versuchen, der Natur entgegenzukommen – die Hähnchen, Himbeeren, Brokkoli nur über kurze Strecken zu transportieren und schnell und möglichst frisch zu verzehren, zumal sie frisch am besten schmecken und die Vitamine noch erhalten sind. Auf diese Weise ließen sich auch Krankheitserreger wie Salmonellen und E.-coli-Bakterien im Zaum halten. Denn wenn die Waren nur über kurze Strecken transportiert, nur in überschaubaren Räumen produziert und verbraucht werden, dann wird auch das Risiko massenhafter Ausbreitung kleiner.

In der industrialisierten Welt geht es indessen immer weniger um das Huhn, wie Gott es schuf, sondern um die Hühnerwürfelchen für die Tütensuppe von Maggi, das Tomatenpulver in Knorrs Spaghetteria, das Milchpulver in Ferreros Happy Hippo Snack. Und bei diesen Zutaten spielt vor allem eines eine Rolle: der Preis.

Wenn also irgendwo auf der Welt die Rohstoffe billig zu haben sind, ziehen die Nahrungsfabriken diese billige Quelle jener vor, die in der Nähe, aber teuer ist. Wenn die Waren aber um die Welt transportiert werden müssen, um bei Nestlé, Müller, Landliebe und Ferrero zu landen, müssen die Lieferanten zunächst erst einmal der Natur entgegenwirken. Denn Natur bedeutet Werden und Vergehen, auf dem Transport also vor allem Vergehen.

Mit Ausnahme von Erzeugnissen wie Reis und Getreide, die im trockenen Zustand länger halten als Himbeeren oder Brokkoli, sind Lebensmittel für die Globalisierung eher ungeeignet. Doch das hilft ihnen nichts. Denn ihre globalisierungsfeindliche Natur läuft dem übermächtigen, ja scheinbar naturgesetzlichen Drang zu Konzentration im Lebensmittelbusiness, zu Rationalisierung und Industrialisierung zuwider. Naturfreundliche Lösungen werden deshalb von der Lebensmittelindustrie und den zugehörigen Fach-leuten erst gar nicht erwogen. Die Fachleute aus der Food-Branche favo-risieren eher Gegenmaßnahmen, die der industriellen Logik entsprechen. Denn die Gefahren, die sieht die Branche wohl. Etwa die gefährlichen Krankheitserreger, die sich in Massenställen massenhaft verbreiten, in Fa-briken vermischt und über Großküchen verteilt werden, die Salmonellen beispielsweise.

Ein alarmierendes Problem, fand der Chemiekonzern Hoechst: »Bereits Futtermittel sind häufig mit Salmonellen kontaminiert. Antibiotika im Fut-termittel, Intensivhaltung sowie lange Transportwege der Tiere und später der verarbeiteten Ware erhöhen die Wahrscheinlichkeit des Salmonellen-befalls ebenfalls«, so der Konzern. Hoechst würde sich dafür nicht so sehr interessieren, wenn das Life-Science-Unternehmen gegen diese modernen Plagen nicht ein Rezept hätte: Konservierungsstoffe. Durch sie könne bei-spielsweise Geflügel »frei von Krankheitskeimen gemacht« oder Brote vor dem »vorzeitigen Verderb« und »mikrobieller Kontamination« geschützt werden.

Die Verbraucher sind gegenüber Konservierungsstoffen erstaunlich posi-tiv eingestellt, fand der Göttinger Professor Günther Silberer im Auftrag des Nahrungszulieferers Nutrinova heraus: »Konservierungsstoffe sind irgend-wie eine tolle Sache«, denn »sie sind dafür da, dass die Leute nicht durch verdorbenes Essen krank werden«, sagten die Gewährsleute des Professors, die im Nutrinova-Werbeblättchen *Food Ingredients aktuell* zu Wort kamen. Zwar zeigte sich bei einigen Befragten eine »gewisse kritische Distanz«, doch diese blieb, glaubt man Professor Silberer, in der Minderheit. Die »Grund-haltung aller Gruppen« gab »eine Medizinstudentin« wieder: »Eine Vergif-tung ist ein hoher Preis für weggelassene Konservierungsstoffe.«

Konservierungsstoffe weglassen sei auch praktisch unmöglich, so ergab die Studie, weil »vielbeschäftigte Konsumenten« keine Zeit mehr zum Ein-kaufen hätten und der »Trend« deshalb zu »Convenience-Produkten« gehe, die »oftmals haltbar gemacht« werden müssten. »Außerdem kann man in der Stadt keine Kühe halten oder Landwirtschaft betreiben und greift des-halb auf verpackte Produkte mit längerer Haltbarkeit zurück.«

Es scheint Professor Silberer und seinen Mitarbeitern vom Institut für Marketing und Handel an der Universität Göttingen entgangen zu sein, dass auch Stadtmenschen ohne eigene Kuh sogar in der City Milch kaufen können und Bananen ohne Konservierungsstoffe, ja sogar Brokkoli, Karotten, Orangen, ein Schnitzel oder ein Hähnchen. Noch gibt es ja Geschäfte, in denen die Lebensmittel ohne Verpackung, ohne Konservierungsstoffe, ohne Geschmacksverstärker verkauft werden: Gemüseläden, Marktstände und Metzgereien.

Doch auch dort steigt der Aufwand, der getrieben werden muss, um die Kundschaft vor Krankheitserregern zu schützen. Denn *Escherichia coli*, Salmonellen, Listerien, *Campylobacter* und Staphylokokken lauern überall, wo Lebensmittel sind. Weltweit arbeiten Produzenten, Händler und Verarbeiter deshalb daran, die neuen Risiken zu minimieren.

Man könnte selbstverständlich auch die Massenställe auflösen, den Transport von Küken und Ferkeln einschränken, die Kühe wieder mit Heu und Gras füttern, Antibiotika weglassen. Kurz: Man könnte einfach die Ursachen für die Ausbreitung der neuen Keime bekämpfen, und zwar an der Wurzel, der industriellen Produktionsmethode. Doch in der Logik der industriellen Produktion sind die besten Lösungen stets technische Lösungen. Weil der Weg zur Natur wenig profitabel wäre und als Fluchtweg für Romantiker gilt, suchen die Lebensmittelproduzenten und die ihnen nahestehenden Forscher nach technologischen Auswegen aus der Risikofalle.

Gegen die weitere Ausbreitung von Salmonellen und anderen Erregern empfahl beispielsweise Walter P. Hammes: »Kurzfristig ist zu empfehlen die Anwendung der Bestrahlung, mittelfristig die Entwicklung von Impfstoffen und langfristig die erhöhte Resistenz durch Züchtung und gentechnische Veränderung.« Walter P. Hammes, Lebensmitteltechnologe an der Universität Hohenheim, sieht eher die Segnungen des technischen Fortschritts. Das wird von Firmen wie Nestlé und Monsanto sehr geschätzt (siehe nächstes Kapitel).

Die Entwicklung schreitet schon voran: Mit der Produktion von Impfstoffen gegen Salmonellen haben die tierpharmazeutischen Labors wie etwa beim Lohmann-Konzern (»Wiesenhof«) längst begonnen. Die Pharmafirma Bayer hat ein Verfahren entwickelt, bei dem frisch geschlüpfte Fabrikküken nach ihrer Geburt mit natürlicher Darmflora besprüht werden. Diese siedelt sich nach Firmenangaben im Verdauungstrakt an »und für die Salmonellen bleibt kein Platz mehr«.

Gentechniker arbeiten daran, Hühner an die Massenställe anzupassen, damit sich Krankheitserreger nicht mehr massenhaft ausbreiten können. Schottische Wissenschaftler haben sich schon darangemacht, ein Gen namens Mariner zu entwickeln, das die Hühner gegen Salmonellenbefall immunisieren kann.

Zugleich entwickelt sich die Bestrahlung rund um den Globus zu einer geläufigen Methode, um Nahrungsmittel vor dem Verderben zu schützen. In Frankreich ist sie seit Längerem zugelassen für Camembert, Erdbeeren und zerkleinertes Geflügel, in Belgien für Krabben, Kartoffeln und Kräutertees, in Brasilien für Papayas und Fisch, in Chile für Weizen, Datteln und Kakao, in Israel für Pilze und Erdbeeren, in Holland für Geflügel, Trockengemüse und Trockenobst. Unter anderem. In 26 Ländern weltweit wird bestrahlt, allein in Frankreich, Belgien und Holland werden 50 000 Tonnen Lebensmittel jährlich bestrahlt, vom Trockenobst bis zu Froschschenkeln. Die Europäische Union hat sie zugelassen für einige Nahrungsmittel – bei entsprechender Kennzeichnung. Und in den USA ist die Bestrahlung seit 1997 sogar für Fleisch erlaubt: Rind, Lamm, Schwein.

Doch der große Durchbruch dieser Methode ist bislang ausgeblieben. So warten die 50 Bestrahlungszentren in den USA, wo hinter zwei Meter dicken Betonmauern Kobaltstrahlen auf medizinische Ausrüstung, Gewürze und wenige andere Lebensmittel zielen, immer noch auf den großen Durchbruch. Tatsächlich gehen bei der Bestrahlung wertvolle Vitamine verloren. Bei Erdbeeren werden je nach Strahlendosis bis zu 20 Prozent des Vitamin-C-Gehalts zerstört, bei Kartoffeln bis zu 40 Prozent, bei Weintrauben bis zu 60 Prozent.

Für die Lebensmitteltechnologen und die Produktdesigner ist dies natürlich kein großes Problem. Sie füllen in ihre Suppentüten, Tiefkühlpappen, Joghurtbecher einfach noch ein paar Vitamine ein. Das ist neuerdings in vielen Ländern sogar vorgeschrieben. So müssen der Babynahrung in der Europäischen Union seit 1. Juli 1999 künstliche Vitamine zugesetzt werden: Bei Getreidebrei und ähnlichen Produkten das Vitamin B1, bei Frucht- und Gemüsesäften die Vitamine A und C. Denn die seither geltenden Vitamingehalte sind so hoch, dass sie auf natürlichem Weg nicht mehr erreicht werden können. Einige Wissenschaftler halten dies für überflüssig – denn zumindest in Vollwerterzeugnissen sei der Vitamingehalt ausreichend hoch, die Vitaminregeln glichen in erster Linie die Mängel der industriellen Groß-produktion aus. Auch die schärfsten Kritiker der Vitaminpflicht zollen den Vitaminherstellern allerdings einen gewissen Respekt für erfolgreiche, aber lautlose Lobbyarbeit bei den Gesetzgebungsgremien.

Vorgeblich gesunde Lebensmittel – sie werden unter der Rubrik »Functional Food« vertrieben. Functional Food gilt gewissermaßen als Allheilmittel im kulinarisch-kommerziellen Schlaraffenland: »Wer seine Ernährung auf sogenanntes Functional Food umstellt, braucht sich keine Sorge mehr um die Ausgewogenheit seiner Nahrung zu machen«, tönte ein Herr namens Nick Frey, Marketingsprecher der Firma PTI, einer Tochter des Chemiemultis Du-Pont, in einer Ausgabe der Zeitschrift *Petra*, die passenderweise mit vielen bunten Anzeigen für Functional Food geschmückt war. *Petra* widersprach dem Marketingmann überraschenderweise nicht. Bei vielen dieser neuen Wundermittel ist die Wirkung nur unzureichend bewiesen, bei den meisten fehlen Untersuchungen über Langzeiteffekte. Bei einigen ist der Gesundheits-effekt nur vorgeschoben. Und mitunter drohen sogar schädliche Folgen.

Schon die ersten Produkte, die seit Mitte der 90er-Jahre auf den Markt kamen, eröffneten eine leichte Vorahnung auf die Heilsversprechen, die mit den neuen Gesundheitserzeugnissen verbunden sind. Eine schwedische Molkerei brachte beispielsweise ein Joghurt namens Måväl heraus, das ge-gen Übergewicht gegessen werden soll. Führende Eierkonzerne Deutsch-lands produzierten das Omega-3-Ei, das ebenso wie das Omega-3-Brot des Großmüllers VK Mühlen gegen Herzleiden und andere Gebrechen zu essen sei. Geflügelwurst mit probiotischem Joghurt dient angeblich der Darm-schonung und ein Viagra-Drink dem Liebesleben: Schluck für Schluck mehr Manneskraft.

Pionier und Marktführer bei derlei Milcherzeugnissen ist Nestlé. Der Weltkonzern verkauft in Asien sogar calciumangereicherte Milch und Milchprodukte: »Sie beugen der Osteoporose vor, dem weitverbreiteten Knochenschwund, der vor allem ältere Menschen befällt«, verkündete in ei-nem Interview mit der *Wirtschaftswoche* stolz der einstige Nestlé-Chef Peter Brabeck-Letmathe. Dass normale Milch ohnehin Calcium enthält und gera-de gegen Knochenschwäche empfohlen wird, sagte der Nestlé-Chef nicht.

Und der deutsche Nestlé-Chef Gerhard Berssenbrügge verkündete 2009 in einem Interview mit dem *Focus*: »Allergien, Osteoporose oder Überge-

wicht – theoretisch ist jede Art von gesundheitlicher Prophylaxe denkbar.«
Nestlé hatte sogar eine aufwendige Studie in Auftrag gegeben. Und diese zeige »ganz deutlich, dass immer mehr Menschen der Ernährung eine Schlüs-
selrolle zuweisen, wenn es um die Verbesserung der eigenen Gesundheit
geht.«

Nestlé ist stolzer Besitzer von etwa 4000 Joghurtbazillenstämmen, die hinter Stahltüren im Forschungszentrum bei Lausanne leben. Aus diesen haben
die hauseigenen Forscher einen ganz besonderen herausgesucht: *Lactobacillus acidophilus* 1. Der sei besonders wirksam, weil er die Säuren im Magen
lebend überstehe, er könne sich deshalb im Darm ansiedeln und dort die
Abwehrschlacht gegen Eindringlinge aufnehmen. »Vier Jahre« hatten die
Nestlé-Forscher daran geforscht, erfuhren die Leser via Werbung im *Stern*,
in *Brigitte* und anderswo, »Nestlé LC1. Täglich«, empfehlen die Anzeigen.
Auch der frühere Nestlé-Chef Peter Brabeck-Letmathe war sehr stolz auf
seinen neuen Joghurt: »Er stärkt die Abwehrkräfte und schützt vor Magen-
geschwüren«, sagte er in der *Wirtschaftswoche*. Die wohltönende Kampagne
zeigte Wirkung: Nestlés LC1 galt als erfolgreichste Neueinführung der letzten Jahre – die Konkurrenz zog deshalb nach. Müller mit ProCult, Danone
mit Actimel.

Die Begeisterung über diese sogenannten Probiotika wird nicht von allen
geteilt. In der Wissenschaft sind die Industriebakterien im Joghurt eher umstritten. Dänische Forscher fanden beispielsweise heraus, dass sogenannte
Bifidobakterien nur so lange wirken, wie sie von außen zugeführt werden.
Kommt kein Joghurt, kein künstliches Functional-Mahl, sind sie wieder
weg. Zudem haben es die Industriebazillen nicht leicht, sich im Gefüge der
Darmbakterien durchzusetzen und ihre segensreiche Wirkung zu entfalten:
Immerhin 100 Billionen Bakterien leben im Darm, Angehörige von etwa
500 Arten. Wenn dazu noch 100 Millionen zusätzliche Bakterien aus dem
Nestlé-Joghurt-Becher einreisen, dann sind das im Verhältnis zu den bereits
anwesenden Darmbakterien nicht viele – vergleichbar einem halben Liter
Wasser, der in ein volles 25-Meter-Schwimmbecken gekippt wird.

Überdies liegen die genaue Funktion der Bakterien im menschlichen Darm
und ihr Zusammenwirken noch weitgehend im Dunkeln. »Wir wissen ganz
einfach nicht, wie eine optimale Darmflora aussieht«, sagte der Wissenschaftler Michael de Vrese von der Bundesanstalt für Milchforschung (die

jetzt zum bundeseigenen Max-Rubner-Institut gehört) in Kiel. Eigentlich ist es deshalb wissenschaftlich kaum vertretbar, die neuen »probiotischen« Milcherzeugnisse wie LC1 von Nestlé oder Actimel von Danone, ProCult von Müller mit dem Argument unters Volk zu bringen, sie seien besonders gesund. Womöglich, warnen manche Wissenschaftler, seien sie sogar schädlich und schwächten das Immunsystem.

Für den emeritierten Professor Michael Teuber, ehemals Leiter des Instituts für Lebensmittelmikrobiologie an der Eidgenössischen Technischen Hochschule (ETH) in Zürich, ist es ohnehin vermessen, in das komplexe Darmgeschehen zielgerichtet eingreifen zu wollen. Für ihn ist »eine systematische Beeinflussung der Darmflora beim gesunden Menschen nicht denkbar.« Zudem meint der Forscher: »Der Aspekt, dass ein Probiotikum auch eine Allergie auslösen könnte, bedarf der Überprüfung.« Teuber fordert deshalb unabhängige Untersuchungen über die Wirkungen der neuen Joghurts, Milchdrinks, Würste, Brote. Denn »solange die allermeisten Studien von den Herstellern der Probiotika finanziert werden, kann man gewisse Interessenkonflikte der bearbeitenden Wissenschaftler nicht ausschließen.«

Selbst Ärzte sind skeptisch. Wolfgang Graninger etwa vom Allgemeinen Krankenhaus (AKH) in Wien meint, ein einzelner Keim in einem Milieu von Hunderten anderer Bakterienfamilien im Darm könne beim besten Willen keine Wirkung entfalten: »Die Verabreichung eines solchen Keimes macht keinen Sinn. Sie können nicht die gesamte Flora von 200 bis 300 ›Pflanzen‹ im Darm mit einem Bakterium ›aufforsten‹. Das ist absolute Volksverblödung.«

Die Verbraucherorganisation Foodwatch verlieh den »Goldenen Windbeutel 2009«, den »Verbraucher-Preis für die dreisteste Werbelüge« an das Danone-Produkt Actimel (Slogan: »Actimel activiert Abwehrkräfte«). Foodwatchs Begründung: »Actimel schützt nicht vor Erkältungen – es stärkt das Immunsystem nur ähnlich gut wie ein herkömmlicher Naturjoghurt, ist aber vier Mal so teuer und doppelt so zuckrig. Die Werbung von Danone ist ein großes probiotisches Märchen.«

Dürftige Faktenlage, riesiger Werbewirbel, und es klingelt dennoch in der Konzernkasse: Damit Märchen in profitable Erfolgsstorys umgemünzt werden können, setzen die Nahrungskonzerne nicht nur Werbemillionen ein, sondern auch angesehene Professoren, die ihren Erzeugnissen wundersame Wirkungen attestieren. Viele willfährige Wissenschaftler stehen bereit, sind ihnen zu Diensten. In der Branche werden sie, etwas abfällig, »Mietmäuler« genannt. In den Zeitungen, Zeitschriften, im Radio und bei den Fernsehsendern werden sie hingegen voller Hochachtung präsentiert: Diese Medien leben schließlich auch zu guten Teilen von den Milliarden der Nahrungsindustrie, der Food-Multis, der Supermarktketten.

Es sind einträgliche Verbindungen zum Nutzen aller Beteiligten – mit Ausnahme der Verbraucher.

9. Delle in der Dose

Werbung und Wahrheit

Wie McDonald's einmal eine Werbelüge zurückzog | Die geheime Welt der Food-Fabriken | Hauptsache billig: warum Unilever leider nur minderwertiges Pesto verkauft | Schneller sterben – dank der Extraportion Vitamine | Verdienstvolle Forschung: Firmen-Filialen an deutschen Universitäten

Es sah sehr authentisch aus, doch die ganze Wahrheit war es leider nicht. Eine fruchtbare Landschaft ist zu sehen, ein Getreidefeld im Vordergrund, ein paar einzelne alte Bäume, ein kleines Gehöft mit einem länglichen Stall. Eine Schwarz-Weiß-Aufnahme, und über allem die Frage:

»Wie kann es sein, dass es bei McDonald's immer und überall gleich gut schmeckt?«

Es handelt sich um eine Anzeige des Fastfood-Konzerns in der Illustrierten *Stern*, und die Werbeleute geben auch gleich die Antwort: »Die Lösung ist ganz einfach: Es werden nur allerbeste, frische Rohstoffe verarbeitet.«

100 Prozent Rindfleisch, dabei »keinerlei Zusätze« außer Salz und Pfeffer, und auch die Brötchen – pure Natur: »Die Hamburger-Brötchen werden aus nichts anderem als Weizen, Hefe, Wasser und einer Spur Salz und Zucker gebacken.« Das klingt doch schön. Und schön wär's, wenn es so wäre.

Auf dem Sack, in dem laut Aufdruck die »HAMBURGER BRÖTCHEN GEFROREN« angeliefert werden, sind noch einige Zutaten mehr angegeben: »WEIZENMEHL, WASSER, INVERTZUCKERSIRUP, FLÜSSIG-BACKHEFE, PFLANZLICHES ÖL, SALZ, EMULGATOREN E 472E, E 471, DEXTROSE, SOJAMEHL«.

Also haben die Leute von McDonald's in der Anzeige ein bisschen geflunkert.

Nun weiß ja jeder, dass nicht alles in der Werbung für bare Münze genommen werden sollte. Aber dürfen die einfach die Unwahrheit behaupten?

Von der deutschen Bundesregierung gab es auf Anfrage dazu keine Antwort. Die örtliche Polizei, auf die ein obrigkeitsgläubiger Bürger auch bei Lug und Betrug vertraut, nahm den Fall an – und reichte ihn weiter. Dann herrschte Stille. Die Verbraucherorganisation Foodwatch, auf den Fall aufmerksam gemacht, protestierte öffentlich gegen McDonald's – und der Konzern zog daraufhin seine Anzeigenkampagne zurück. Es läge ihnen »absolut fern, den Verbraucher zu täuschen«, beteuerte eine Konzernsprecherin gegenüber Foodwatch.

So ist das in der Regel: Die Nahrungsindustrie genießt weitreichende Freiheiten, kann auch weitgehend selbst bestimmen, was Wahrheit ist und was das Publikum glauben soll. Der Staat hält sich zurück. Und erst wenn offenkundige Fehltritte öffentlich werden, nimmt ein Konzern Korrekturen vor – freiwillig natürlich.

Die Welt der industrialisierten Nahrung ist zu einer Parallelwelt geworden, in der es neben der Parallelnahrung auch eine Parallelwahrheit gibt. Die Welt der Werbung, der Etikettenaufschriften – und dazu eine Parallelwissenschaft, die nachweist, dass die Parallelnahrung aus Enzymen, Emulgatoren, Vitaminen und Aromen keineswegs bedenklich, sondern vielmehr sogar gesund sei.

Die Wirklichkeit der industriellen Produktion, ihre wahren Zutaten, die Gesundheitsrisiken – das wird alles nicht an die große Glocke gehängt. Für die Öffentlichkeit sind beispielsweise jene Fabriken, in denen der Geschmack hergestellt wird, verbotene Zone: Nie soll jemand erfahren, wie es bei der Aromenproduktion zugeht. Die Informationsfreiheit endet am Werkstor. Eigentlich müssten sie stolz sein auf ihre Leistungen, die Welt zu unterjochen, Fruchtgeschmack ohne Früchte zu simulieren, die Haltbarkeit von Milch und Kartoffeln ins Übernatürliche zu dehnen. In ihren Branchenblättern zeigen sie diesen Stolz auch, und das Wörtchen »natürlich« kommt immer nur in Anführungszeichen vor (in der Regel auf Englisch: »natural«).

Dem Publikum, den Supermarktkunden müssen sie all das verbergen. Niemals zeigen sie in der Werbung ihre chromblitzenden Chemiefabriken, niemals die Pülverchen, die sie in die Nahrung kippen. In den Fabriken herrscht strengstes Fotografierverbot, kein Kameramann vom Fernsehen kommt dort hinein. Stattdessen verkaufen sie uns in der Werbung das Idyll einer natürlichen Produktion, von der sie sich schon längst verabschiedet haben.

Die Nahrungsindustrie gibt Milliarden aus, um den Eindruck zu erwecken, sie verarbeite reine Naturprodukte auf ganz und gar traditionelle Weise; zu sehen ist dann die Erdbeere im Werbefernsehen, die in Zeitlupe in den

Joghurt ploppt. Niemals aber die Fruchtzubereitung aus der Plastiktonne mit all ihren chemischen Ingredienzien.

Eigentlich ist irreführende Werbung verboten, aber niemand stört sich an dieser konzertierten Verblendungsaktion über die Nahrung aus dem Supermarkt. Die Medien halten sich bei der Aufklärung über das Wirken der Food-Konzerne auch vornehm zurück – es geht ja um Werbekunden, und die verdienen schonende Behandlung.

Die Gesundheitsrisiken wiederum werden von den zuständigen Forschern als eher gering eingestuft – häufig bekommen sie für ihre Expertisen dann auch Geld von der einschlägig interessierten Industrie. Noch mehr Geld gibt es dann, wenn sie neuartige Nahrungsmittel, mit Extra-Vitaminen und Bakterien, für wahnsinnig gesund erklären.

Das erschwert den Verbrauchern die Beurteilung der Lage erheblich.

Nun befinden sich die Food-Konzerne auch in einer misslichen Lage. Denn es ist nicht ganz leicht, die Wünsche der Verbraucher mit der rauen Wirklichkeit in Einklang zu bringen. Meist ist die Welt, namentlich die ländliche Welt, nicht ganz so idyllisch, wie die Verbraucher es gern hätten. Und es kann auch gar nicht so idyllisch sein, wenn die Supermärkte immer alles zum Schleuderpreis verkaufen möchten und ihren Lieferanten »die Daumenschrauben anlegen«, wie einmal ein Herr Kaiser von der Molkerei Breisgaumilch sagte. Und weil die Supermärkte gern alles zum Billigpreis anbieten, leidet die Qualität. Denn zu Superbilligpreisen sind leider keine anständigen Esswaren herzustellen. Die Hersteller der Waren beklagen dies nicht, sie stellen es einfach fest.

Ein schönes Beispiel für die Diskrepanz zwischen Werbung und Wahrheit lieferte der Konzern Unilever mit einem Pesto-Gläschen. Pesto, das sind jene italienischen Spaghetti-Beigaben aus Olivenöl, Pinienkernen, Parmesan. Sein »Bertolli Pesto Verde« bewirbt Unilever denn auch als »Klassiker nach original italienischer Rezeptur«. O-Ton Unilever-Reklame: »Pesto Verde in Premiumqualität wird nach traditioneller Rezeptur nur aus erlesenen, hochwertigen Zutaten und BERTOLLI extra vergine Olivenöl zubereitet. Aromatisches Basilikum, Grana Padano Käse (italienischer Hartkäse), Pinienkerne und BERTOLLI extra vergine Olivenöl.«

So erwarten das die Leute, sie lieben ja mediterrane Küche, weil sie so gesund ist – jedenfalls in der Welt der echten Nahrung. In der industriellen

Parallelwelt sieht es leider anders aus. Das Pesto von Unilever/Bertolli hat nur »wenig mit dem Original zu tun«, monierte die Verbraucherorganisation Foodwatch: Gerade die gesunden Bestandteile »Pinienkerne und Olivenöl sind nur in winzigen Alibi-Mengen enthalten.«

Von einem Hersteller wie Unilever sollte man allerdings auch nichts anderes erwarten – findet jedenfalls Unilever. In einer Stellungnahme schrieb der Konzern:

»Wir sind ein Massenkonsumgüterhersteller und wollen daher möglichst vielen Verbrauchern bezahlbare Markenartikel anbieten.«

Das schließt offenbar aus, dass die Verbraucher anständige traditionelle Qualität kriegen, findet Unilever. Denn für den billigen Preis eines Bertolli-Glases kann Unilever leider kein anständiges Pesto herstellen: »Entsprechend würde ein wirklich traditionell italienisches Pesto aus frischem Basilikum, Pinienkernen, Parmesan, Salz, Knoblauch und Olivenöl in unserer angebotenen Größe zwischen 8 und 9 Euro kosten.«

Es gibt also zwei Wirklichkeiten: die aus dem echten Land Italien, wo die Leute laut Unilever ein »wirklich traditionell italienisches Pesto« essen, das aber für das Unilever-Universum leider viel zu wertvoll ist. Daneben gibt es die Parallelwelt von Unilever-Produkten, wo Zutaten mit Hilfe der Werbung aufgehübscht werden.

»Pesto Verde in Premiumqualität« klingt eigentlich ganz prima. Als die Foodwatch-Leute auf die abweichenden Ingredienzien des Unilever-Pestos aufmerksam machten, reagierte der Konzern ganz kühl und nüchtern und verheimlichte auch gar nicht, dass es sich dabei um ein Produkt minderer Güte handelt, denn: »Die Zusammensetzung unseres Pesto Verdes ist verständlich und deutlich auf dem Etikett aufgelistet.« Und da sieht jeder, dass es gegenüber einer echten Pesto-Rezeptur hinsichtlich der »wertgebenden Zutaten« (Unilever) eindeutig minderwertig ist: »37 % Basilikum, 5 % Grana Padano und 2,5 % Pecorino, 2,5 % Pinienkerne und 2 % natives Bertolli Olivenöl extra«.

Da ist es nun schade, dass Unilever gerade am Olivenöl gespart hat. Denn das ist ja der Grund, weswegen die Leute nach Mediterranem greifen: weil das Olivenöl so gesund sei. Darauf kann ein Massenhersteller leider keine Rücksicht nehmen. Denn es geht in dieser industriellen Parallelwelt nicht um den gesundheitlichen Wert, es geht um den Preis, und es geht dabei auch um Haltbarkeit im Supermarkt; und leider muss dafür häufig das Gesunde weichen. Hier also wird wertvolles Olivenöl durch billiges, aber länger haltbares Sonnenblumenöl ersetzt. Das ist zwar für die Menschen nicht so gut, aber für den Supermarkt. Denn das »hauptsächlich verwendete Sonnenblumenöl verhilft dem Pesto zu einer besseren Stabilität während der langen Lager- und Verbrauchszeit«.

Der Konzern weiß also selbst ganz genau, dass die wahren Produkte für den Schleuderpreis, den sie kosten, gar nicht herzustellen sind. Das, was die Leute erwarten, können sie unter den Preiskampf-Bedingungen der Supermarktkultur gar nicht liefern. Liefern können sie nur Ware minderer Güte, die billig ist und lange hält.

Das ist leider die Wahrheit. Klingt aber nicht so gut.

Nun muss den Kunden gleichwohl vermittelt werden, sie bekämen für ihr Geld das, was sie haben wollen. Und dass es womöglich noch gesund sei. Wenn das Unmögliche möglich werden soll, ist die Reklame gefordert. Es liegt dann an den Werbeagenturen, den Leuten ein möglichst verkaufsförderliches Bild zu vermitteln.

Das muss natürlich nicht immer ganz der Wahrheit entsprechen. Es ist auch nicht immer ganz wörtlich zu nehmen, was die Werbung so verkündet. Die Werbemenschen nennen sich selbst ja die »Kreativen«, und deshalb können sie auch mit der Wahrheit frei umgehen. Das wirkt oft erheiternd, mitunter kurzweilig. Die Kreativen von der Agentur »JvM an der Isar«, die sich die witzige Werbung für den Autoverleiher Sixt ausdenkt, sind zum Beispiel einmal auf einen schönen Satz gestoßen: »Freiheit ist ein Luxus, den sich nicht jedermann leisten kann.« Ein schöner Satz, der zur Sixt-Reklame mit einem schicken Mercedes-Cabrio passen würde. Nicht gepasst hat hingegen der Autor des Satzes, der deutsche Reichskanzler Otto von Bismarck. Passender wäre, irgendwie, Karl Marx. Darum hat die Agentur, ein künstlerischer Akt der Freiheit, das einfach zurechtgebogen, den Satz von Bismarck und Marxens Namen samt Mähne abgedruckt: »Wir wollten das Ganze schärfer«, sagte JvM-Geschäftsführer Markus Goetze. »Und mit Marx passte das irgendwie besser. Und er hat das sicherlich auch irgendwann mal gesagt.«

Manche mögen das für zynisch halten, manche mögen das auch nur für eine besonders pfiffige Strategie halten. Die Reklameleute selbst nehmen das augenzwinkernd als branchenübliche Taktik, bei der jedes Mittel recht ist, zuweilen auch ein unrechtmäßiges, um Erfolg und Kontostand des Auftraggebers zu mehren.

Problematisch wird dies allerdings, wenn Werbung für Nahrungsmittel betrieben wird. Denn hier geht es ja um Leib und Leben. Und es wird viel Reklame dafür gemacht: Die Lebensmittelbranche gehört weltweit zu den größten Werbetreibenden.

Der Mischkonzern Procter & Gamble (»Pringles«) liegt mit knapp 9 Milliarden US-Dollar regelmäßig an der Spitze der Werbetreibenden weltweit. Das Unternehmen verkauft allerdings auch Non-Food (»Pampers«), ähnlich der mit knapp 5 Milliarden Dollar zweitplatzierte Konzern Unilever (»Pfanni«, »Rama«, »Knorr«, »Langnese«, dazu »Domestos« und »Dove«). Nestlé und Coca-Cola geben jeweils um die 2 Milliarden Dollar aus, Danone (»FruchtZwerge«, »Actimel«) knapp 1,3 Milliarden Dollar, Pepsi und Kraft Foods (»Milka«, »Jacobs«) jeweils 1,5 Milliarden Dollar. Der Süßigkeitenkonzern Ferrero kommt auf knapp 650 Millionen, Wrigley's-Kaugummis auf knapp 500 Millionen.

Selbst in den Entwicklungsländern wird überraschend viel Geld für Werbung ausgegeben: von Brasilien bis zu den Fidschi-Inseln, von Afrika bis Asien: Überall werben die großen Nahrungsmittel- und Getränkekonzerne, Nestlé, Coca-Cola, Procter & Gamble. In Deutschland gibt die Nahrungsmittelindustrie für Werbung, so ermittelte die Branchenbeobachtungsfirma Nielsen, fast 3 Milliarden Euro aus – mehr als die Automobilbranche.

Zeitschriften, Zeitungen, Fernsehen, auch Online-Publikationen: Alle freuen sich über die vielen Millionen, die da sprudeln. Allein an Ostern 2007 gab Ferrero schnell mal 2,4 Millionen Euro Werbegelder für »Ferrero Garden« aus, eine neue Pralinenkollektion. Milkas Schmunzelhase samt Milka Knusper-Eiern wurde mit 1,7 Millionen beworben. Ferrero gibt nach Branchenschätzungen 15 Prozent des Umsatzes (über fünf Milliarden Euro) für Werbung aus.

Die flotten Sprüche der Kreativen entsprechen, wie branchenüblich, dabei nicht immer so ganz der Wahrheit.

Gerade bei den Erzeugnissen für Kinder sind die Hersteller natürlich in einer schwierigen Lage: Gesund ist Milch, das weiß jedes Kind und vor allem jede Mutter. Gesund sind auch Äpfel, Birnen, Bananen und Orangen.

Bei Nestlé und Ferrero, Danone und Milupa gibt es aber keine Milch und keine Birnen, also versuchen die Werber, das positive Image der guten Sachen auf die zuckrigen Plastikpacks zu übertragen. Dass die Behauptungen mitunter ein bisschen übertrieben sind, nun gut, das fällt nur selten auf und nur jenen, die teure Labortests machen lassen, um die schöntönenden Behauptungen zu überprüfen.

Als die Zeitschrift *ÖkoTest* die »Fruchtbombe« von Schwartau (Slogan: »So mögen Kinder Obst«) untersuchen ließ, fand das Labor zwar Frucht, aber auch Gift: Statt 10 Mikrogramm, wie für Kinderlebensmittel zugelassen, waren es bis zu 600 Mikrogramm pro Kilo. Die Firma Schwartau wollte den Ökotestern gleich den Rechtsanwalt auf den Hals hetzen, gab dann aber dennoch klein bei: Der Hinweis, dass das Erzeugnis für Kinder »von sechs Monaten aufwärts« gedacht sei, sei »versehentlich in die Pressemitteilung geraten«. Das kann schon mal passieren, möchte man meinen, doch die strengen Ökotester rieten, die mit Giftrückständen belasteten Fruchtbomben lieber gleich »im Regal stehenzulassen«.

Weil Werbemenschen von ihrer eigenen Glaubwürdigkeit doch nicht allzusehr überzeugt sind, berufen sie sich, namentlich gegenüber gesundheitsbewussten Müttern, gern auf anerkannte wissenschaftliche Autoritäten, wie die Firma Milupa beispielsweise bei der Markteinführung der »Milupino Kindermilch«.

Milupino Kinder-Milch ist ein »Kindermilchgetränk«, das neben Vollmilch, Wasser, Magermilchpulver verschiedene Vitamine enthält, dazu Beta-Carotin, »natürliche und naturidentische Aromastoffe« in verschiedenen Versionen von Vanille bis Erdbeer. Und schließlich sogar »Calciumcarbonat«, im Klartext: Kreide. Um der Mixtur die höheren Gesundheitsweihen zu verleihen, formulierten die Milupa-Leute einen schönen Text: »Laut den Empfehlungen des Forschungsinstituts für Kinderernährung in Dortmund sollen Kleinkinder täglich einen Drittel Liter Milch und Kinder bis zwölf Jahre täglich einen halben Liter Milch trinken.« Und: »Deshalb gibt es die gesunde und leckere Milupino Kinder-Milch für Klein- und Schulkinder.«

Nun ist das Dortmunder Forschungsinstitut tatsächlich eine renommierte Einrichtung. Von der künstlichen Anreicherung mit Vitaminen aber halten die Wissenschaftler dort gar nichts. Dies habe zur Folge, dass die Kinder weniger naturbelassene Lebensmittel essen, weniger richtige Obstsäfte tränken und damit auch viel zu wenig von anderen, lebensnotwendigen Vitaminen zu sich nähmen, die in normalem Essen in ausgewogenem Verhältnis vorhanden seien.

Von dem Milupino-Erzeugnis hielt das Forschungsinstitut also gar nichts, was den Milupino-Werbern auch mitgeteilt wurde. Diese stoppten daraufhin die Werbung mit dem Forschungsinstitut und nahmen stattdessen die Deutsche Gesellschaft für Ernährung als Kindermilch-Befürworter: »Laut den Empfehlungen der Deutschen Gesellschaft für Ernährung sollen Kleinkinder täglich einen halben Liter Milch trinken. Reine Kuhmilch ist jedoch für Kleinkinder nicht optimal geeignet.« Hingegen sei »Milupino Kinder-Milch gesünder als normale Kuhmilch«. Die Deutsche Gesellschaft für Ernährung rät aber, laut eigenem Bekunden, keineswegs zu Milupino, sondern befürwortet »Kuhmilch, ganz normale Kuhmilch«.

Wie kommt es aber dann zu der Behauptung, Milupino Kinder-Milch sei »gesünder als normale Kuhmilch«? Die Milupa Mütterberatung räumte auf Befragen ein, dass man Kinder auch mit normaler Milch großziehen könne, man müsse dann aber auch »Obst und Gemüse zugeben«. Ein Mangel an Vitaminen könne lediglich auftreten, wenn Mütter ausschließlich industrielle Kinderkost wie jene von Milupa fütterten, gab die Mütterberaterin zu. Dass »Milupino Kinder-Milch gesünder als normale Kuhmilch« sei, sei eigentlich, so räumt die Dame ein, nicht direkt wissenschaftlich bewiesen: »Eine Expertenbestätigung gibt es da nicht.« Wer aber hat dann die Aussage über die höheren gesundheitlichen Werte von Milupino Kinder-Milch formuliert? Vielleicht die Leute von der Werbeabteilung? »Ja, sicher«, sagt die Dame von Milupa.

Es ist nicht einfach, die kreativen Leistungen der Werbestrategen angemessen zu würdigen, Dichtung und Wahrheit zu unterscheiden. Besonders bei den neuen, angeblich ultragesunden Lebensmitteln.

Die Werbestrategien dafür müssen natürlich auch mit wissenschaftlichen Erkenntnissen unterfüttert werden. Nichts einfacher als das. Eine ganze wissenschaftliche Disziplin steht bereit, die gewünschten Erkenntnisse zu beschaffen.

Dass die Professoren sich gern eng mit interessierten Industriekreisen zusammentun, ist in vielen Disziplinen üblich und auch im Ernährungs-Business gang und gäbe. In der Pharmaindustrie, bei Ärzten herrscht mittlerweile ein Problembewusstsein – in der Food-Zunft nicht. Niemand hat auch nur einen Funken von Unrechtsbewusstsein.

Die Deutsche Gesellschaft für Ernährung (DGE) etwa, die wichtigste fachliche Instanz in Sachen Ernährung in Deutschland, die auch häufig Partner und Berater der Bundesregierung ist, lässt sich ihre Kongresse, wie auch ihre österreichischen und schweizerischen Schwestervereinigungen, von Firmen wie Nestlé, Danone, Unilever und Weight Watchers sponsern.

Ähnlich ist es mit den Ernährungswissenschaftlern (»Ökotrophologen«). Das sind jene Leute, meist Frauen, die beispielsweise im Auftrag der Allgemeinen Ortskrankenkassen oder auch auf eigene Rechnung Ernährungsberatung feilbieten, beispielsweise für Leute, die krank sind oder gern abnehmen würden. Der Verband der Ökotrophologen (VDOE) hat auch »Korporative Mitglieder«, zu denen Firmen wie Danone, Nestlé und Ferrero zählen. Oder die Vereinigung »Die Dosenköche«, die satirisch anmutet, aber tatsächlich eine echte Lobbyvereinigung ist. Sie bereichert das Mitgliedermagazin des VDOE und andere Branchenblätter mit beigelegten Werbeeinlagen (»Dellen in der Dose – was tun?«).

Es gibt sogar ein Kochbuch dazu, Titel: »Auf die Dose – fertig los!«

Besonders »praktisch« sei, so findet »www.dosenkoeche.de«: »Zu jedem Buch gehört ein hochwertiger Kantenfrei-Dosenöffner von Zyliss.« Geschrieben hat das Werk Dagmar von Cramm, sie ist Präsidiumsmitglied der DGE und Mitglied im Verband der Ökotrophologen.

Einer der führenden Exponenten ist der Hohenheimer Professor Hans Konrad Biesalski. Biesalski ist gern zur Stelle, wenn es um den Lobpreis der Vitamine geht und kooperiert auch mit den Herstellern von Pulvern und Pillen. Er wird oft von Frauenzeitschriften (wie etwa *Brigitte*) um Rat gefragt. An seinem Institut hat Biesalski jahrelang sogenannte »Hohenheimer Konsensusgespräche« veranstaltet, unter dem Wappen der Universität und damit gleichsam mit amtlicher Autorität versehen. Tatsächlich aber sind sie von Firmen und Institutionen bestellt und bezahlt worden. Es ging oft um Zutaten der Nahrungsindustrie: Eines dieser »Konsensusgespräche« wies etwa die Harmlosigkeit des sogenannten Geschmacksverstärkers Glutamat nach – eine Auftragsarbeit für den Verband der europäischen Glutamatindustrie (Hans-Ulrich Grimm: *Die Ernährungslüge*). Organisiert und abgewickelt wurden die Konsensusgespräche von einer Firma, die Biesalskis

Frau Ursula gehörte. Häufig ging es bei den Konsensusgesprächen um das Thema »Vitamine«. Die Ergebnisse fanden sich wieder in offiziellen Verzehrsempfehlungen.

Für die Verbraucher ist die Industrienähe der wichtigsten wissenschaftlichen Experten verhängnisvoll. Wenn die Ernährungsempfehlungen in den Frauenzeitschriften, die Gesetze und Verordnungen, etwa zur Vitaminisierung von Babynahrung, den Interessen der Sponsoren folgen, dann geht es eher um die Gewinnmaximierung bei den Geldgebern als um die Gesundheit der Bevölkerung.

Dabei sollten die Universitätsprofessoren eigentlich unabhängig sein von solchen wirtschaftlichen Einflüssen. Auf ihrer Unabhängigkeit beruht auch ihr Marktwert. Die Firmen verwenden gern Statements und Gutachten der Professoren, weil sie als unabhängig gelten. Auch die Gesetze und Verordnungen der Regierung, die Risikobewertung bei Zusätzen und Schadstoffen – alles fußt auf professoralen Gutachten, und deren Gewicht beruht auf der Annahme, das wissenschaftliche Urteil sei unabhängig von finanziellen Interessen gefallen. Die Unabhängigkeit des Urteils ist für die Glaubwürdigkeit der Wissenschaftler eine zentrale Kategorie. Gerade bei Gesundheitsfragen gewinnen wissenschaftliche Bewertungen eine entscheidende, womöglich lebenswichtige Bedeutung. Vom Wort der Wissenschaftler ist es abhängig, wie auf gesundheitliche Risiken reagiert wird, wovor gewarnt und was empfohlen wird. Von Wissenschaftlern lassen sich Parlamente und Behörden beraten. Vom Urteil der Wissenschaftler ist abhängig, wohin die Politik sich bewegt, was für eine gesunde Ernährung getan wird.

Erfahrungsgemäß sind sich Wissenschaftler selten einig, was nicht weiter von Schaden sein muss, denn vom wissenschaftlichen Streit lebt ja der Fortschritt der Erkenntnis. Und weil von zunehmendem Wissen, von fortschreitender Einsicht auch ein Zugewinn an Lebensqualität und Nutzen für die Allgemeinheit erwartet wird, finanziert die Allgemeinheit mit Milliarden von Steuergeldern Universitäten und wissenschaftliche Einrichtungen – in der Hoffnung, dass diese Investitionen sich für das Gemeinwohl lohnen. Auch das hohe Ansehen der Professoren gründet in der Annahme, ihr Urteil sei wertfrei und von keinerlei Interessen geleitet.

Das wissen auch namhafte Firmen. Und deshalb streben sie danach, vom Glanz der wissenschaftlichen Autoritäten ein paar Strahlen zu erhaschen.

Die Firma Danone, die die FruchtZwerge und den angeblich besonders gesunden Joghurtdrink Actimel herstellt, hat deshalb ein eigenes Gremium gegründet, das »Institut Danone für Ernährung e. V. «, dem »unabhängige Wissenschaftler« mit internationaler Reputation angehören. Die Firma ist sehr stolz darauf, das Institut veröffentlicht die Liste mit den renommierten Mitgliedern von Universitäten und versichert, zur Wahrung der Unabhängigkeit habe es sich strenge Regeln auferlegt.

Im Vorstand sitzen zum Beispiel Professor Günther Wolfram von der Technischen Universität München und der Würzburger Professor Heinrich Kasper. Auch unter den Mitgliedern des Instituts sind namhafte Kapazitäten: Professor Christian Barth vom Deutschen Institut für Ernährungsforschung Potsdam-Rehbrücke, Professor Kurt Baerlocher vom Ostschweizerischen Kinderspital St. Gallen, Professor Heinrich Boeing vom Institut für Ernährungsforschung Potsdam-Rehbrücke, Professor Hans Hauner von der Technischen Universität und Professor Berthold Koletzko von der Ludwig-Maximilians-Universität München, Professor Hans Steinhart von der Universität Hamburg.

Nun muss selbstverständlich bei einem Professor nicht gleich die Unabhängigkeit gefährdet sein, nur weil er bei einem Lebensmittel-Multi zu den wissenschaftlichen Beratern zählt. Auch müssen die Teilnehmer eines wissenschaftlichen Kongresses nicht gleich komplett industriehörig werden, nur weil Firmen wie Coca-Cola, Monsanto, Langnese, Unilever, Dr. Oetker und andere zu den Sponsoren zählen, wie es beispielsweise bei einem Symposion der damaligen Bundesforschungsanstalt für Ernährung im Jahr 1998 in Karlsruhe der Fall war, bei dem es um die Forschung für sichere und bessere Lebensmittel ging. Es müsste selbstverständlich auch keine sofortige Bewusstseinstrübung befürchtet werden, wenn ein Professor von einem Weltkonzern auch noch Geld bekäme, damit er seine Forschungen betreiben kann. Die Nähe zur Welt des Geldes kann aber bisweilen die wissenschaftliche Wahrheitssuche auch beeinflussen, zumindest in Amerika: Dort räumt, in einer anonymen Befragung unter 2167 Wissenschaftlern, jeder fünfte ein, in den letzten drei Jahren Ergebnisse zurückgehalten zu haben, um laufende Patentanträge nicht zu gefährden, oder unerwünschte Ergebnisse verzögert zu haben. Manch unliebsame Erkenntnis, meinen Experten, käme sogar nie ans Licht.

So besteht doch die Gefahr, dass die professorale Glaubwürdigkeit leidet. In der Öffentlichkeit könnte der Verdacht aufkeimen, dass sich ein Professor nicht immer und zu jeder Zeit nur von seiner akademischen Sachkenntnis und einem unbeeinflussbaren Urteil leiten lässt. Und es könnte auch der Argwohn wachsen, dass die PR-Strategen der Konzerne die Reputation der Professoren benutzen, um wissenschaftsfremde Interessen zu verfolgen.

Zu den ideenreichsten Staatsbediensteten gehörte der Ende 2009 verstorbene Göttinger Professor Volker Pudel, bis 1998 Präsidiumsmitglied der Deutschen Gesellschaft für Ernährung. Er war der Miterfinder der »Pfunds-Kur«, einem Abspeckprojekt, das die Allgemeinen Ortskrankenkassen zusammen mit zahlreichen Medien vom Südwestrundfunk bis hin zu diversen Zeitungen austrugen. Für das Bundesverteidigungsministerium untersuchte er die Ursachen der Fettleibigkeit bei Soldaten, in der Zeitschrift *Petra* tat er sich mit originellen Ernährungstipps für Abspeckwillige hervor. Fett werde man von Fett, anderes könne man frohen Herzens genießen: »Wenn man sich nur von Gummibärchen ernähren will – no problem.«

Professor Pudel hat auch, zusammen mit zwei weiteren Autoren, ein Buch verfasst, in dem er das Thema vertieft: »Weg mit dem Fett: der neue Weg, um satt abzunehmen«. Schon auf der Titelseite wird der neue Weg angedeutet, es prangt ein blauer Fleck dort, der verspricht: »Mit allen Infos über Xenical«.

Xenical, das ist die Abspeckpille aus dem Hause Hoffmann-La Roche. Diese befürworten Pudel und Kollegen sehr, für eine »völlig neue medikamentöse Behandlung gegen die überflüssigen Pfunde«. Im Klappentext heißt es: »Die ›Antifettpille‹, die schlank macht – es gibt sie! Sie heißt Xenical.«

Zudem war Pudel der Gründer des Göttinger Ablegers eines Abspeckprogramms namens Optifast. Das gehört zum Imperium des Food-Multis Nestlé, wirkt aber wie eine offizielle Universitäts-Einrichtung und ist an vielen Hochschulen fest integriert. Auch viele Professoren arbeiten für diese Nestlé-Filialen an den Universitäten (siehe Hans-Ulrich Grimm: *Die Kalorienlüge*). Es ist für die Industrie besonders erfreulich, wenn ihre Niederlassungen aussehen wie Hochschuleinrichtungen und dazu auch noch von echten, angesehenen Professoren geleitet werden. Gesundheitsförderlich ist es nicht unbedingt, wenn industrielle Interessengruppen an der Erkenntnisgewinnung mitwirken.

Beispiel Zuckerkrankheit.

In der Medizin galt jahrelang, dass der Zucker nichts mit der Zuckerkrankheit Diabetes zu tun habe. Was für Laien völlig klar ist, dass zu viel Zuckerzufuhr das körpereigene Verarbeitungssystem überfordert und schließlich dazu führt, dass Zucker gar nicht mehr verarbeitet werden kann, wurde von den zuständigen Medizinkoryphäen an den Universitäten hartnäckig abgestritten.

Die Zuckerindustrie hatte daran ihren bescheidenen Anteil. So fand beispielsweise in Freiburg eine Konferenz statt, die nur dem Zucker und den Süßigkeiten gewidmet war. Das war im Jahr 1998. Veranstalter war die Deutsche Akademie für Ernährungsmedizin. Ergebnis: Freispruch auf ganzer Linie. Es gebe »keinen Zusammenhang zwischen dem derzeit üblichen Zucker- und Süßwarenkonsum und irgendwelchen Erkrankungen«, verkündeten die Professoren in einem Buch, in dem die Vorträge der Konferenz zusammengefasst waren. Das Ergebnis wird die Sponsoren gefreut haben: Die Tagung in Freiburg wurde »mit freundlicher Unterstützung des Lebensmittelchemischen Instituts der Deutschen Süßwarenindustrie« veranstaltet.

Doch selbst die geballte Macht von Wissenschaft und Süßwarenwirtschaft konnte sich irgendwann nicht mehr gegen die Tatsachen durchsetzen. Die Verteidigungslinie ließ sich nicht mehr halten. Zu übermächtig wurden die Verdachtsmomente gegen die Mächte des Süßen. Nach und nach mussten auch die zuständigen Wissenschaftler einräumen, dass ein Übermaß an Zucker die Verarbeitungsapparatur im Körper überfordern und zur Zuckerkrankheit beitragen kann.

Immerhin: Für die Zuckerindustrie war der Persilschein der Professoren eine erfreuliche und womöglich umsatzrelevante Entlastung, die immerhin jahrelang gehalten hat. Auch von den Medien wurde die Nummer dankbar aufgenommen. Professor Pudel mit seinen Gummibärchen (»Wer abnehmen will, kann so viel Gummibärchen essen, wie er will«) und seiner Vorliebe für Süßes wurde zum Medienstar. »Wie süß!«, titelte zum Beispiel das Magazin der *Süddeutschen Zeitung* (SZ). Die *SZ*-Leute hatten sich von Professor Pudel die Sache mit dem Übergewicht mal erklären lassen, und verkündeten dann: »Die Sensation: Zucker macht nicht dick.«

Für die Bürger als Steuerzahler ist es natürlich nur die zweitbeste Lösung, wenn gesundheitsschädliche Elemente verharmlost werden.

Die Amerikanerin Roni Rudolph jedenfalls, die Mutter der kleinen Lauren, die an einem bakterienverseuchten Hamburger gestorben war (siehe Kapitel 1), besteht darauf, dass es die wichtigste Pflicht der Regierung sei, die Bürger vor Schaden zu bewahren: »Die Regierung ist dafür verantwortlich, dass die Lebensmittel gesund sind. Wir haben sie gewählt, damit sie uns schützt.«

Umso erstaunter war Mrs. Rudolph, als sie kurz nach dem Tod ihrer Tochter ein Bild in der Zeitung sah, das die Bürgermeisterin von San Diego, Susan Golding, bei Jack in the Box zeigte, jener Hamburgerkette, in der Lauren den tödlichen Hamburger gegessen hatte. Die Bürgermeisterin zog es zwar vor, lieber ein Hühnchensandwich statt eines Hamburgers zu essen, aber sie wollte demonstrieren, dass es »wichtig« sei, jetzt ein Zeichen zu setzen, »dass hier nichts falsch läuft«. Mehrere Ratsmitglieder der Stadt folgten ihrem Beispiel. »Ich denke, es ist der sicherste Ort in der Stadt, um zu essen«, sagte die Stadträtin Valerie Stallings.

Die neuen Ernährungsrisiken erfordern eigentlich ein eigenständiges, unabhängiges Handeln der staatlichen Stellen, jeder Verdacht von Firmennähe sollte vermieden werden. Doch – auch in Europa – gibt es bisweilen Anlass, an Unabhängigkeit und Integrität jener zu zweifeln, die für die Sicherheit der Lebensmittel und deren Überwachung zuständig sind.

Niemand weiß, wie die Nahrung der Zukunft aussehen wird. Ob es wieder mehr Natur auf dem Teller gibt, so wie es die Leute gern hätten, oder ob es mehr Hightech gibt, wie es die Konzerne gern hätten. Bei Gen-Food ist die Diskrepanz zwischen den Wünschen der Bürger und dem staatlichen Handeln besonders groß: Die Bürger lehnen die Gentechnik für Lebensmittel mehrheitlich ab, ihre gewählten Vertreter, Regierung und Behörden, aber fördern sie nach Kräften mit ideellen und finanziellen Mitteln.

Die Leute wollen eigentlich natürliche, gesunde Nahrung aus der näheren Umgebung – doch das Angebot wird dominiert von riesigen Supermarktketten, undurchsichtigen Lieferketten und Lieferanten aus dem agro-industriellen Komplex.

So ist noch durchaus offen, wo die Reise hingeht.

10. Sanfte Hände

Der Weg zum Guten: die Zukunft der Nahrung

Was ein Schnitzel wirklich kostet: die Kollateralschäden der industriellen Nahrungsproduktion | Bio für die ganze Welt? | Weshalb der Bürgermeister gegen Supermärkte kämpft | Politik und Pommes | Angst vor dem Hunger: Wohl dem, der einen Garten hat | Lang lebe der Italiener

Die beiden Herren sind weit gereist, jetzt stehen sie um ein paar Apfelbäumchen herum. Die Äpfel sehen ganz normal aus, nur trägt jeder einzelne eine Art Mütze aus Packpapier.

Die beiden Herren wollen prüfen, ob es hier mit rechten Dingen zugeht. Roger Pitt kommt aus Australien. Er hat braune Haare, trägt Brille, ein blaues Hemd, graue Hose, keine Jacke, denn es ist ziemlich warm hier. »Ich will etwas über Bio in China lernen.« Deshalb ist auch Greg Dunn, ein grauhaariger Brite, hierher gereist.

Beide handeln mit Bio-Lebensmitteln, und beide sehen in China die große Zukunft, denn China kann billiger liefern, Öl, Nüsse, Leinsamen. Öko-Viehfutter hat Dunn bisher aus Italien importiert, aber seine Konkurrenten haben schon Quellen in China, und er muss sich jetzt sputen, damit er im Geschäft bleibt.

Demnächst sollen Bio-Äpfel aus China der große Renner werden. Deshalb sind sie hier, auf dieser Farm etwa 100 Kilometer südöstlich von Peking. »Das hier ist eine grüne Farm«, sagt Liu Hongyi. Er ist der Chef der staatlichen Bio-Plantage hier. Braune Hose, braunes Hemd. Er raucht einheimische Zigaretten aus einer roten Schachtel. Auf der kleinen Plantage hinter einem Friedhof bauen sie Obst an, Pfirsiche, Birnen und Äpfel. Ein Sandboden wie an der Adria bei Rimini. Doch es riecht ziemlich nach Industrie, Tjanjin ist ganz in der Nähe, eine von 125 chinesischen Millionenstädten.

Ein Dreiradfahrrad steht unter einem Baum, daneben eine große braune Teekanne. Frau Chen, lächelnd, mit pinkfarbenem Kopftuch, hantiert mit kleinen braunen Tüten. Hinter ihr steht Herr Hao auf der Leiter. Jeden einzelnen kleinen Apfel verpacken sie in den kleinen braunen Tüten, die wie Mützen aus Packpapier aussehen.

Ein aufwendiges Verfahren. Und ein merkwürdiges Verfahren. Es soll die Früchte vor Insekten schützen, auch vor Schmutz. Die beiden Reisenden aus dem Westen sind skeptisch. Äpfel am Baum werden mit braunem Packpapier geschützt? Geht es wirklich um Insekten? Oder soll der papierne Kragen dafür sorgen, dass die Äpfel nicht getroffen werden, wenn die Chinesen mit der Giftspritze kommen? »Es ist nicht so richtig klar«, sagt Roger, der Australier. Er wirkt skeptisch.

Fremde Länder, fremde Sitten. Ob sie im Reich der Mitte die gleichen strengen Regeln für Bio-Lebensmittel haben? Es ist nicht leicht, im Fernen Osten die Kontrolle über die Lieferketten zu behalten. Und einfach auf die Lauterkeit der Lieferanten zu bauen, davon raten Chinesen dringend ab.

Viele Konsumenten setzten ihre Hoffnung auf Bio-Lebensmittel, wenn nicht für sich selbst, so für die Kinder. Nahrung ohne Gift, unter Schonung der Ressourcen, tierfreundlich und auch noch gesund. Die Biokost könnte, so hoffen sie, ein Ausweg aus der naturwidrigen Massenproduktion sein, womöglich den Planeten retten und Mensch und Tier. Doch nun hat die Globalisierung auch die Öko-Branche erfasst.

Natürlich spricht nichts dagegen, bestimmte Nahrungsmittel, die in einer bestimmten Region nicht wachsen, aus einer anderen Weltgegend zu importieren. Pfeffer, Bananen, Kaffee für Europa beispielsweise. Andererseits hat die globalisierte Produktion Risiken und Nebenwirkungen. Die Massenproduktion nimmt zu, denn für die globalen Warenströme werden riesige Mengen gebraucht. Die Massenproduktion lässt aber auch Krankheitserreger wachsen, Pilze und Bakterien. Diese Krankheitserreger können sich rund um den Globus verbreiten. Die probaten Gegenmaßnahmen, Gifte und Konservierungsstoffe, sind auch nicht besonders gesund.

So ist es besonders problematisch, wenn gerade die Bio-Branche auf Globalisierung setzt. Klar, es ist gut, wenn überall auf der Welt weniger Gift eingesetzt wird. Doch die Warentransporte rund um den Globus sind nicht direkt öko. Gerade Lebensmittel sperren sich von Natur aus dagegen. Sie lassen sich ungern über weite Strecken transportieren – sie verschimmeln, verderben, vergammeln.

Auch die Industrialisierung der Nahrungsproduktion ist wider die Natur: Vor allem die Tiere reagieren naturgemäß auf die industriellen Produktionsweisen. Sie werden sich und krank, sie sterben.

Nur mit Gewalt lassen sich Lebensmittel der Globalisierung und Industrialisierung unterwerfen: mit chemischen Eingriffen, mit Gift und Medikamenten, mit Konservierungsstoffen und Impfplänen, mit Gasen oder gar Atomstrahlen. Diese Gewalt ist der Preis, der bezahlt werden muss, damit die Lebensmittel auf absurde Weise verbilligt werden; damit Butter billiger ist als Schuhcreme, ein Tiefkühlhähnchen weniger kostet als eine halbe Stunde Parken.

Die Nebenkosten sind natürlich nicht eingerechnet. »Die wahren Kosten des billigen Essens sind höher, als wir vermuten«, schreibt Nicols Fox in ihrem Buch *Spoiled*.

Bisher haben sich die Verbraucher und auch die Politiker nicht sehr darum gekümmert, wo die Nahrung herkommt, mit welchen Nebenwirkungen sie produziert wird. Es ging nur darum, dass es billig ist. Jetzt zeigt sich: Das hat seinen Preis. Für die Gesundheit, vor allem der nächsten Generation. Für die Sozialkasse, denn Krankheit ist teuer. Fürs Klima, denn die bisherige Art der Landwirtschaft ist ähnlich schädlich wie der Verkehr.

Für die Kollateralschäden der industriellen Nahrungsproduktion kommt die Allgemeinheit auf. Gesundheitskosten, Verkehrswege, Ressourcenvergeudung. Nicht zu vergessen: das Klima. Schließlich belasten die Transporte die Erdatmosphäre.

Und nun ausgerechnet Bio vom anderen Ende der Welt?

Manche Schlauberger rechnen vor, dass das gar nicht mal schlecht ist, jedenfalls nicht so schlecht, wie manche denken. Michael Blanke, Obstforscher an der Universität Bonn, hat zum Beispiel verglichen, wie es um die Ökobilanz von neuseeländischen und heimischen Äpfeln bestellt ist, und zwar im April. Er hat alles verglichen, die Kühlhaus-Stromrechnung der heimischen Äpfel, die Transportkosten der neuseeländischen.

»Das Ergebnis ist überraschend«, sagt Blanke. Der Apfel aus dem Kiwi-Land verbraucht nicht ein Vielfaches, sondern nur ein Drittel mehr Energie als der Apfel von nebenan.

Folgerte der *Spiegel*: »Die alte Rechnung ›Je näher dran, desto besser‹ geht nicht mehr auf.« Das ist Unsinn: Ein Drittel Energie mehr ist immer noch mehr. »Je näher dran, desto besser« gilt weiterhin. Und es ist in der Tat klimaschädlich, den Apfel aus Neuseeland anzukarren. Auch wenn es nicht ganz so schlimm ist wie erwartet.

Jetzt also China.

Jetzt werden die Rechenmaschinen wieder angeworfen, und vermutlich werden wieder faustdicke Überraschungen herauskommen. »Chinesisches Obst ist groß im Kommen«, sagt Blanke, schließlich ist China der größte Apfelproduzent der Welt.

Die Globalisierung und Industrialisierung der Nahrungsproduktion hat ihre Vorzüge: Alles ist billig und überall immer verfügbar. Es gibt aber auch Risiken und Nebenwirkungen.

Was kann der Ausweg sein?

Was muss sich also ändern?

Biologische Landwirtschaft ist für viele ein erfolgversprechender Weg. Überall auf der Welt wächst die Einsicht, dass die biologische Methode die bessere ist – nicht nur, weil sie mit der Natur schonender umgeht, sondern weil sie auch wirtschaftlich sinnvoller ist. Biologisch bewirtschaftete Flächen sind fruchtbarer als die mit Kunstdünger behandelten Äcker. Mitunter ist der Ertrag sogar höher als auf den konventionellen Feldern.

Selbst die Welternährungsorganisation FAO plädierte deshalb schon in einem 1999 veröffentlichten Sonderbericht für die Ausweitung des Öko-Anbaus: »Richtig angewandt, kann der biologische Landbau zur Ernährungssicherung beitragen und die Einkommenssituation der Bauern verbessern.« Verschiedene Studien aus der Dritten Welt hatten die Überlegenheit der biologischen Anbaumethode, bei der auf Kunstdünger und Spritzmittel verzichtet wird, ergeben. Sowohl beim Ertrag als auch beim Einkommen lagen die Biobauern häufig vorn. Und auch die Nachfrage steigt, laut FAO, selbst in Ländern wie Ägypten und China.

Zehn Jahre später, im Frühjahr 2009, forderten auch Mitglieder des Weltagrarrates IAASTD eine radikale Umkehr bei der landwirtschaftlichen Produktion: »Business as usual ist keine Option mehr«, hieß es in dem Dokument, das von 54 Staaten unterzeichnet wurde. Notwendig sei eine Rückbesinnung auf natürliche und nachhaltige Produktionsweisen zum Schutz von Wasser, Boden, Wäldern und der Artenvielfalt. Nur so lasse sich die Ernährung der wachsenden Weltbevölkerung sicherstellen.

Der biologische Landbau schafft Arbeitsplätze, der Verzicht auf Chemie und Gift führt zu höherem Personaleinsatz, was in Zeiten millionenfacher Arbeitslosigkeit ein zentrales Argument sein müsste. Immerhin könnte so der Arbeitsplatzabbau in der Landwirtschaft gebremst werden, der merkwürdigerweise kaum Beachtung findet bei Politikern und Publikum. Dabei gibt es keine Branche, in der mehr Jobs verloren gehen: Jahr für Jahr gibt in der Europäischen Union eine halbe Million Landwirte ihren Hof auf. In Italien, Spanien, Portugal, Frankreich ging zwischen 1987 und 1997 jeweils über ein Drittel der Arbeitsplätze in der Landwirtschaft verloren, in der EU insgesamt ein Viertel. Allein 1998 gingen in Deutschland 55 000 Arbeitsplätze verloren. Seit 1949 waren es an die 10 Millionen Arbeitsplätze.

Und das Wichtigste: Die neuen Risiken beim Essen können durch Bio-Lebensmittel minimiert werden.

Denn die Bio-Regeln verbieten, dass Kühe Futter aus Brasilien bekommen, das dioxinbelastet sein kann. Gifte mit hormoneller Wirkung sind im Bio-Landbau verboten, Samenschwund und Geschlechtsumwandlung müssen Bioköstler also nicht bekümmern. Auch laufen Bio-Freunde nicht Gefahr, Antibiotika-Rückstände oder gar resistente Bakterien zu sich zu nehmen, denn der Biobauer darf solche Arzneien den Tieren nicht zum Futter geben. Auch lebt der Biobauer seinerseits gesünder, denn er kommt nicht mit gefährlichen Giften in Berührung. Wer daher Bio-Bananen bevorzugt, muss nicht befürchten, dass beim Anbau arme Costaricaner vergiftet wurden. Trübsal und Melancholie, die Giftwirkungen bei manchen Winzern und Schafzüchtern, können sich bei Biobauern zumindest nicht durch die alltägliche Arbeit einstellen.

So wäre es eigentlich nur vernünftig, zu einer naturnahen Nahrungsmittelproduktion überzugehen: Es wäre gesünder für Menschen und Tiere, es wäre besser für die Natur und für die nachfolgenden Generationen, die auf der Erde leben. Und vor allem: Es wäre ökonomisch sinnvoller, es würde unnötige Gesundheitskosten und Aufwendungen für die Arbeitslosigkeit einsparen.

Die industrielle Nahrungsmittelproduktion ist eigentlich historisch überholt. Sie hatte in der Vergangenheit zweifellos ihre Verdienste; sie hat die Ernährung von Millionen Menschen sichergestellt und zumindest in den Industrieländern den Hunger auf Dauer beseitigt. Sie hat die Risiken der natürlichen Abläufe minimiert und die Abhängigkeit von Wetter, Klima, Bodenbeschaffenheit vermindert. Durch die industrialisierte Nahrungsproduktion wurden Katastrophen verhindert und viele Menschenleben gerettet. Agro-Industrie und Lebensmittelindustrie haben sich die Naturgesetze zunutze gemacht, um die Abhängigkeit von der Natur zu vermindern. Die Industrie hat die Natur beherrschbar gemacht, damit nicht der Mensch von ihr beherrscht werde. Doch nun scheint es umgekehrt: Die Industrie, wiewohl Menschenwerk, macht sich die Menschen untertan.

Mittlerweile, so scheint es, haben sich die industriellen Mechanismen verselbstständigt. Mechanisierung, Rationalisierung, Globalisierung: sie haben sich gleichsam als neue Naturgesetze etabliert – gegen die der Mensch machtlos ist, denen er ausgeliefert ist wie einstmals den Stürmen, den Trockenzeiten, den Naturkatastrophen.

Nun aber wächst die Einsicht über die Bedeutung des Essens. Es wächst das Bedürfnis, sich mehr um das Essen zu bemühen. Und es wächst die Einsicht, dass das billigere Essen nicht immer das bessere sein muss. Und weil die Menschen eigentlich mit freiem Willen ausgestattet sind, können sie sich auch entscheiden. In Firmen beispielsweise können sie bestimmen, wer für die Kantine kochen soll: eine eigene Küche – oder ein Catering-Konzern mit seinen Billigrohstoffen und den Wundermitteln der Lebensmittelchemie. Die Folgekosten der industriellen Nahrungsproduktion, die »versteckten Kosten des billigen Essens« (Nicols Fox) wurden bislang, vor lauter Freude über Sonderangebote, Dauertiefpreise und günstiges Stammessen in der Kantine, ignoriert. Nun aber werden sie immer öfter wahrgenommen, und es wächst die Einsicht, dass die Verursacher dieser Schäden eigentlich für die Kosten aufkommen sollten.

Allein durch die 35 000 Tonnen Pestizide, die jährlich auf die bundesdeutschen Felder niedergehen, entstehen hohe Folgekosten, etwa für die Behandlung von Vergiftungen und chronischen Gesundheitsschäden, für die Reinigung des Wassers, für die notwendigen Kontrollen und Untersuchungen. Nach einer Studie der Verbraucherorganisation Foodwatch aus dem Jahr 2004 (»Was kostet ein Schnitzel wirklich?«) liegen die Umweltkosten pro Schwein bei 50 Euro. Macht zusammen, bei 37 Millionen Schweinen, die jährlich in Deutschland geschlachtet werden, 1,85 Milliarden.

Politische Maßnahmen, die zu angemessenen Preisen und mithin zu veränderten Verhaltensweisen führen könnten, sind nicht in Sicht – schließlich laufen die Lobbygruppen Sturm gegen alles, was den profitablen Status quo gefährden könnte.

Doch in Europa wächst die Einsicht, dass riskante Lebensmittel den traditionell als potenziell ungesund geltenden Genussmitteln gleichgestellt werden sollten und durch Preisaufschläge das Verursacherprinzip eingeführt werden sollte. Durch höhere Preise auf Alkohol, Zigaretten, Zucker und Fleisch sollen Folgekosten finanziert werden – auch um »die wahren Kosten dieser Produkte transparent zu machen«, so Arnd Dohmen, der Vorsitzende der Interdisziplinären Gesellschaft für Umweltmedizin, die zusammen mit der Berliner Ärztekammer eine Studie zu diesem Thema ausarbeiten ließ.

Die neuen Risiken erfordern ein neues Verständnis von möglichen Gefahren, vergleichbar jenen des Rauchens; eine einzelne Zigarette verursacht schließlich auch keinen Krebs, erst der massenhafte Genuss führt zu kostenträchtigen Erkrankungen. Ähnlich beim Essen, denn die sogenannten »modernen Lebensgewohnheiten« gelten als riskant: Tütensuppen, zuckrige Kindernaschsachen, Cola, die billigen Schnitzel aus dem Supermarkt – auch wenn einmaliger Verzehr folgenlos bleibt.

Es ist schwer und in einer freien Gesellschaft auch fragwürdig, so etwas zu verbieten. Aber die Leute sollten wenigstens informiert werden, meinen manche Aufklärer. Folgerichtig verlangen immer mehr Experten Warnhinweise auch auf riskanten Erzeugnissen.

So forderte der Innsbrucker Hygiene-Professor Franz Allerberger schon, Eier und Fleisch sollten fortan mit dem Warnhinweis versehen werden: »Kann krankmachende Keime enthalten«. Amerikanische Lebensmittelkontrolleure verlangten Warnhinweise auf nicht pasteurisierten Fruchtsäften, nachdem diese Krankheitsfälle verursacht hatten. Neuseeländische Forscher halten Butter wegen ihres Fettgehalts für ebenso gesundheitsschädlich wie Zigaretten und fordern deshalb auch hier Warnaufschriften.

Für Warnhinweise plädierte auch schon das Berliner Bundesinstitut für Risikobewertung (BfR), die oberste deutsche Behörde für die Lebensmittelsicherheit. Warnhinweise auf Limo, Gummibärchen und Kindertee? Wegen Gesundheitsrisiken? Eine wahrhaft revolutionäre Forderung, und sogar von der obersten deutschen Behörde für die Beurteilung von Nahrungsrisiken.

Im Jahr 2004 formulierten die Wissenschaftler in diesem Regierungs-Institut eine Stellungnahme zu den Gesundheitsrisiken von Zitronensäure. Sie soll einen frischen Geschmackseindruck erzeugen, und sie soll die Haltbarkeit verlängern. Zitronensäure hat aber auch zur Folge, dass die Zähne geschädigt werden, jedenfalls bei übermäßigem Verzehr. Aufgrund dieser ätzenden Säure haben manche Kinder, die gern Softdrinks schlucken, nur noch braune Stummel im Mund. Grund genug also, die Verbraucher, vor allem Eltern und Kinder, zu warnen.

Namentlich Softdrinks wie Limonaden oder industriell hergestellter Eistee seien beinahe Risikoprodukte, und viele Süßigkeiten seien »regelrechte Kinderzahn-Killer«, schrieb das Institut.

So stand das in der Stellungnahme des Bundesinstituts für Risikobewertung vom 9. Januar 2004: »Die vorliegenden Daten erlauben es nicht, für Süßwaren und Getränke einen Zitronensäuregehalt festzulegen, der den Zähnen nicht schadet. Das BfR schlägt deshalb vor, säurehaltige Süßwaren und Getränke mit einem Warnhinweis zu versehen.« Die Risiko-Experten hatten auch schon konkrete Vorstellungen, wovor gewarnt werden sollte: »Aus dem Warnhinweis sollte hervorgehen, dass die Zahngesundheit bei übermäßigem Verzehr solcher Produkte gefährdet ist. Übermäßig heißt hier schon mehr als zwei Mal pro Tag. Nach Meinung des BfR müsste außerdem darauf hingewiesen werden, dass derartige Produkte für Säuglinge und Kleinkinder nicht geeignet sind.«

Eine sehr berechtigte Forderung.

Nur schade, dass sie bald wieder zurückgezogen wurde. Ohne Angabe von Gründen. Plötzlich verschwand die Forderung nach Warnhinweisen. Die entsprechende Stellungnahme des Bundesinstituts wurde zurückgezogen und auch auf Anfrage nicht mehr herausgegeben. Fortan galt nur noch die neue, »aktualisierte« Stellungnahme. Diese »aktualisierte Stellungnahme« vom 24. Februar 2005 enthielt die Forderung nach Warnhinweisen nicht mehr. Dabei war ansonsten alles gleich geblieben. Auch die Einschätzung war gleich geblieben: »Der Verzehr von Lebensmitteln mit hohem Zitronensäuregehalt kann dazu führen, dass der Zahnschmelz angegriffen wird.«

Nur die Forderung nach Warnhinweisen fehlte. Dabei gab es keinerlei neue Erkenntnisse, die die Kehrtwendung rechtfertigen könnten, keinerlei neue, entlastende Untersuchungen. Jedenfalls sind in der Literaturliste am Ende der BfR-Stellungnahme keine neuen Studien aufgeführt.

Warum die Forderung nach Warnhinweisen plötzlich entfernt wurde, vermag bei den beteiligten Stellen, im Institut in Berlin, aber auch bei der deutschen Bundesregierung niemand so recht zu erklären. Der Vorgang zeigt jedoch, dass Deutschland beim Thema Neue Nahrungsrisiken durch Industrialisierung und Globalisierung nicht unbedingt eine Vorreiterrolle spielen will.

Auch die Politik sieht hier nicht unbedingt Handlungsbedarf. In anderen Ländern herrscht höhere Sensibilität. Manche Regierungen sagen den Krankmachern den Kampf an, nicht nur mit Warnhinweisen, auch mit Extrasteuern, ja sogar Verboten oder zumindest Produktionseinschränkungen. Schon im Jahr 2000 wurden in 19 US-amerikanischen Städten und Bundesstaaten besondere Steuern auf zuckerhaltige Softdrinks und manche Snacks erhoben. Sie wurden zwar auf Proteste der zuständigen Industrien teilweise wieder abgeschafft – zeigten sich aber überraschend wirkungsvoll. Auch eine Fettsteuer führt langfristig zu Gewichtsverlust, wie eine Studie ergab.

Zu den Dickmachern gehören die bei der Nahrungsindustrie besonders beliebten sogenannten trans-Fettsäuren. Sie sind eine Spezialschöpfung für die Food-Fabriken. Diese trans-Fettsäuren entstehen durch industrielles Härten von natürlichen Pflanzenölen und kommen in der Natur nicht vor. Es sind Designerfette, konstruiert für die Bedürfnisse der Margarineproduzenten, beliebt bei Backkonzernen und Fastfood-Ketten.

Sie sind weit verbreitet, auch in vielen Industrienahrungsmitteln, Fertiggerichten etwa, enthalten. Sie zählen zu den versteckten Dickmachern, weil sie in die Hormonregulation des Körpers eingreifen. Sie können aber auch Herzleiden begünstigen und sogar das Risiko für Unfruchtbarkeit erhöhen. Klassischerweise sind trans-Fettsäuren auch in Margarine enthalten, wenngleich in unterschiedlicher Menge.

Nach einer Schweizer Studie von 2006 enthalten vor allem Blätterteiggebäck, Waffeln, Kekse und Fettpasten aus Pflanzenöl die ungesunden trans-Fettsäuren. 98 Proben aus 17 Lebensmittelgruppen wurden untersucht, in 15 dieser Gruppen wurde der international als inoffizieller Grenzwert betrachtete Wert von 2 Prozent industriellen Transfetts im Gesamtfett überschritten.

Im US-Bundesstaat New York wurden die trans-Fettsäuren ab 2008 schrittweise für Restaurants verboten. Ein dänisches Gesetz schreibt einen Grenzwert von 2 Prozent vor. Auch die Schweiz hat sich dem Kampf gegen die industriellen Fette angeschlossen. Nur in Deutschland gibt es nach offizieller behördlicher Auffassung kein Transfett-Problem.

Als Kronzeuge tat sich, mit Studien und Interviews, etwa für das deutsche Margarine-Institut, der Hamburger Professor Hans Steinhart hervor. Er ist nach eigenen Angaben der Food-Industrie in Kooperationen verbunden, unter anderem einem Margarine-Multi. Die deutsche Regierung verlässt sich gleichwohl auf seine Einschätzung und das Versprechen der Industrie, die Transfette zu reduzieren.

Der Schutz der Bevölkerung vor gesundheitlichen Schäden gehört zu den vornehmsten Aufgaben der Regierung. Die Politiker müssen sich allerdings, wenn sie Gesetze und Richtlinien erlassen, wenn sie Verbote aussprechen oder auch nur Empfehlungen, auf das Urteil der Wissenschaftler verlassen. Die Politik und auch die Verbraucher erwarten dabei natürlich, dass das wissenschaftliche Urteil ein unabhängiges ist. Dafür bezahlen sie schließlich alljährlich Milliarden an die Universitäten.

Umso verhängnisvoller, wenn Professoren von interessierten Industriekreisen gesponsert werden. Das stört erstaunlicherweise niemanden. Die Politiker nicht und die Universitäten erst recht nicht. Die sind sogar stolz, wenn ihre Professoren die sogenannten »Drittmittel« kassieren, denn die Politiker fordern das geradezu.

Wenn das Urteil über Gesundheitswirkungen der Nahrung von industrieabhängigen Professoren gefällt wird, dann kann dies das Vertrauen in die Nahrungssicherheit nicht unbedingt fördern.

Dass die Sicherheit der Lebensmittel ein Thema von höchster politischer Priorität sein muss, ist in vielen Staaten ein bisschen in Vergessenheit geraten. In den Jahren des Hungers nach dem Zweiten Weltkrieg war die Bedeutung des Themas noch dem Dümmsten klar, auch die Politik kümmerte sich. In den Zeiten des Überflusses geriet das Thema dann ins Hintertreffen.

In der Schweiz, dem Land mit ausgeprägtem Autarkiestreben, ist das noch anders: Dort herrscht immer noch die Angst, das kleine Land könne sich selbst nicht versorgen. Weil die Ernährung der Bevölkerung von elementarer, ja lebenswichtiger Bedeutung ist, sollte eine »Ernährungspolitik« auch zu den wichtigsten Staatsaufgaben gehören, forderte schon der *Schweizerische Ernährungsbericht 1998*.

In der Schweiz gilt seit 1996 ein Aktionsplan, der verbesserte Information, Vorbeugung gegen Unterversorgung mit Nährstoffen und eine verstärkte Berücksichtigung von Ernährungsfragen in der Schule vorsieht. Die

Schweiz verspricht sich dadurch Erfolge wie in Norwegen, wo mittels gezielter Ernährungspolitik, darunter einem Nationalen Ernährungsrat, zum Beispiel der Fettkonsum von 40 auf 34 Prozent der gesamten Kalorienaufnahme gesenkt und die vorzeitige Sterblichkeit an Herzkrankheiten um die Hälfte gesenkt worden ist.

Die Schweizer Ernährungsplaner rücken auch einen Aspekt ins Blickfeld, der in Europa in Vergessenheit geraten ist: Hunger. »Hunger kann auch für die Schweiz nicht ausgeschlossen werden. Dies ist leider eine Tatsache, welche die Vorstellungskraft vieler Bürger unserer Wohlstandsgesellschaft übersteigt. Auch wenn die Wahrscheinlichkeit für Ereignisse, die zu Hunger in der Schweiz führen könnten, heute insgesamt klein ist, bestehen reelle Gefahren«, so der *Schweizerische Ernährungsbericht 1998*. Und er folgert: »Ernährungssicherheit darf im Sicherheitsdispositiv unseres Staates sowenig fehlen wie die militärische Verteidigung.« Und: »Die Sicherung der Ernährung ist das erste Ziel aller menschlichen Gemeinschaften. Kein Staat kann sich der Aufgabe verschließen, für die elementaren Lebensgrundlagen seiner Bevölkerung zu sorgen und sie zu erhalten.«

Hunger in der reichen Schweiz, das scheint eine reichlich übertriebene Horrorvision. Doch weiß der Schweizer aus historischer Erfahrung, dass überall auf der Welt, vielleicht auch nur kurzfristig, Instabilitäten drohen können. »Niemand garantiert uns dauerhaft ungestörten Welthandel«, warnen daher die Autoren des Ernährungsberichts: »Das heute erreichte, breite Nahrungsmittelsortiment der Schweiz kann im Fall einer gestörten Versorgung kaum aufrechterhalten werden, ebensowenig die heute empfohlene optimale Zusammensetzung der Nahrung.« Und: »Bei Grundnahrungsmitteln – und erst recht bei Trinkwasser – kann selbst eine vergleichsweise kurze Unterbrechung der Versorgung im wahrsten Sinn des Wortes tödlich sein.«

Sogar das alljährlich im schweizerischen Davos tagende Weltwirtschaftsforum, jene Versammlung von wichtigen Würdenträgern, die kaum ein Staatenlenker und Industriemagnat verpassen möchte, beschäftigte sich 2008 mit Reis, Mais, Gemüse, Milch – in einem *Global Risk-Bericht*. Die Versorgung mit Lebensmitteln habe sich zu »einer der größeren Risiken« entwickelt; den Politikern rät der Bericht, »das Nachdenken über die Nahrungsmittelversorgung als eine zentrale Aufgabe anzunehmen«.

Nach der Finanzkrise in den Jahren 2008 und 2009 wurde auch den übrigen Europäern klar, dass die Nahrungsversorgung durchaus ein hohes Gut ist – spätestens nachdem die Isländer erfahren mussten, dass sie von Importen abhängig sind und die Supermärkte in der Finanzkrise plötzlich Schwierigkeiten bekamen, die Versorgung der Bevölkerung zu gewährleisten.

Plötzlich fingen Wohlsituierte in Mitteleuropa an, ihren Garten als mögliche Nahrungsquelle zu betrachten. Begüterte, die nicht gleich selbst zur Schaufel greifen wollten, legten sich ein Landgut zu oder wenigstens Anteile an Äckern.

Wie fragil die Versorgung im globalisierten Handel sein kann, mussten die Indonesier erfahren, als während der Asienkrise im Lande plötzlich die Hühner knapp wurden. Industrielle Hühnerfabriken hatten dort wöchentlich 18 Millionen Tiere produziert, unter anderem mit Hilfe von Futterzusätzen von BASF. Plötzlich schnellten aber durch Währungsschwankungen die Preise in die Höhe, und die Farmer konnten sich das BASF-Futter nicht mehr leisten. Die Hühnerproduktion kam zum Erliegen. Und tragischerweise konnten die Hühner auch nicht aus eigenen Quellen versorgt werden, wie die *Süddeutsche Zeitung* berichtete, die sich der Hühnerkrise angenommen hatte: »Wer sich einmal auf den industriellen Kreislauf der Hühnerherstellung eingelassen hat, der kann daraus nicht plötzlich ausscheren und etwa das gewohnte Hühnerfutter durch eine hauseigene Körnermischung ohne Zusatzstoffe ersetzen. Die Folge wären rachitische Hühner, die mit verbogenen Beinen von der Stange fielen.«

Zumindest in einigen Weltgegenden wächst die Einsicht, dass der Staat bei der Eindämmung der neuen Risiken eine gewisse Rolle zu spielen hat. Bisher fehlt es sogar bei eklatanten Verstößen gegen Gesetze an angemessenen Möglichkeiten der Strafverfolgung. In Deutschland herrscht eher Bescheidenheit und Zurückhaltung bei den staatlichen Kontrolleuren: »Es ist völlig unrealistisch zu glauben, die Lebensmittelüberwachung könnte lückenlos kontrollieren«, sagt eine Sprecherin der obersten deutschen Risiko-Bewertungsbehörde.

Schön wäre es auch, wenn die Hersteller bei erwiesenen Verstößen vor den Richter kämen. Denn in der arbeitsteiligen Produktion ist es häufig schwer, einen Verantwortlichen zu finden. Wenn das Futter aus Holland kommt, das Masttier ebenfalls, der Tierarzt nichts weiß und der Bauer seine Unschuld beteuert, ist der Staatsanwalt machtlos. Denn die Gesetze gehen immer noch von einem Bauernhof alter Art aus, bei dem ein einzelner Bauer als Bösewicht mutwillig illegale Mittel in den Futtertrog kippt. Eine antiquierte Vorstellung, meint ein norddeutscher Staatsanwalt. »Da ist es dem Gesetzgeber nicht gelungen, sich an die Realitäten anzupassen.« Zobel fordert die Einführung der sogenannten Gefährdungshaftung, bei der auch derjenige zu bestrafen ist, der die Tiere hernach verkauft und so in Verkehr bringt.

Politik tut not. Auch die Welt-Krebsforschungsstiftung forderte in ihrer globalen Krebsstudie *(Food, Nutrition and the Prevention of Cancer)* schon vor Jahren eine »Neuorientierung der Ernährungs- und Agrarpolitik« in den meisten Ländern der Welt, ein »neues Denken«, das die gesundheitlichen Belange berücksichtigt, und eine »Verdoppelung der Produktion von Obst und Gemüse im Weltmaßstab« sowie die Abkehr von der industriellen Intensivlandwirtschaft.

All dies erscheint schwierig in einem Europa der Lobbyisten, in einer globalisierten Welt, wo sich die Politiker weitgehend verabschiedet haben und die Richtlinien der Politik von Handelsinteressen bestimmt werden. Doch Politik ist möglich. Und Politik kann sich auch diesen Interessen widersetzen.

Solche Widersetzlichkeit zeigte zum Beispiel ein Mann namens Jörg Leist, der einst Oberbürgermeister war in der Stadt Wangen im Allgäu. Wangen ist eine Stadt mit überschaubarer Größe, sie hat 25 000 Einwohner, eine Stadtmauer mit drei Toren und schöne mittelalterliche Häuser, Geschäfte und Cafés. Im Sommer stehen Sonnenschirme auf dem Marktplatz, die Menschen trinken Cappuccino oder Weizenbier. »In Wangen bleibt man hangen«, sagt der Volksmund.

Leuchtreklame gibt es nicht. Sie ist per Stadtsatzung verboten und gilt als unnötig: Wer geht schon nachts einkaufen? Der Oberbürgermeister hielt auch nichts von neumodischen Trends wie dem Sonntagseinkauf: »Was macht es aus, wenn sonntags in der Stadt nichts los ist? Einmal die Woche müssen die Menschen auch zur Ruhe kommen.«

Leist, der gern Janker, Karohemd und Cordhose trug, war ein Mann mit Prinzipien. Vor allem aber war er als Bürgermeister ein unermüdlicher Kämpfer gegen die Supermärkte. »Wir brauchen eigentlich keinen. Ich bin sicher, dass hier keiner verhungert.«

Der Mann war also eine Ausnahmeerscheinung: Während andernorts die Kommunalpolitiker Billigmärkte der großen Handelskonzerne auf der grünen Wiese installieren ließen, spannte er einen Schutzschirm für die Handeltreibenden der Stadt. Der Oberbürgermeister praktizierte »eine Schutzpolitik für das Gewerbe in der Innenstadt«, er wollte »die Hand darüber halten, um das abzuschirmen«. So wollte er das Leben in seiner Stadt erhalten und verhindern, dass die Menschen die schöne Innenstadt meiden und in neonbeleuchtete Großmärkte auf der grünen Wiese fahren.

So eine Anti-Supermarkt-Politik hat natürlich auch noch andere positive Effekte. Denn die Supermärkte sind ja verantwortlich für jenen unerbittlichen Preiskampf, der zu immer größerer Rationalisierung und zu immer schlechteren Produkten führt. Die Supermarktketten, die 98,1 Prozent des gesamten Lebensmittelhandels in Deutschland kontrollieren, kaufen am liebsten bei Großlieferanten – allein REWE, Deutschlands größter Lebensmittelhändler, verkauft eine Milliarde Eier im Jahr und kann diese natürlich nur bei den Eierbaronen mit ihren Hühnerfabriken beziehen. Die Expansion der Supermarktketten ist daher auch die Ursache für das Aussterben der kleinen Bauern und der verantwortungsbewussten Erzeuger. Eine Politik, die diese Expansion eindämmt, fördert also die Existenz qualitätsbewusster Kleinbetriebe.

So hatte der Kampf des eigensinnigen Allgäuer Bürgermeisters zur Folge, dass in der Stadt Wangen noch fünf selbstständige Bäcker existieren, darunter auch der legendäre Fidelisbäck, eine »Institution im Ort, sogar im ganzen Allgäu«, wie ein Reporter aus der Landeshauptstadt schrieb: »Dreireihig stehen morgens die Kunden im Laden«, notierte verwundert der Mann vom Hauptstadtblatt, »manchmal bis auf die Straße in Richtung Martinstor hinaus«. Der Andrang hat einen einfachen Grund: Der Fidelisbäck hat bestes Gebäck, gutes Brot, prima Brötchen, viele Brötchen werden sogar noch von Hand produziert, sorgfältig, ohne modische Backmittel.

Morgens um fünf Uhr geht es los, einige Stunden später als in den großen Backfabriken. »Natürlich könnten wir auch früher anfangen, aber morgens, da sind Sie über jede halbe Stunde froh, die Sie länger im Bett bleiben können«, sagt die Chefin, Ursula Mönch. Beim Fidelisbäck geht es eher gemächlich zu – und das tut nicht nur den Beschäftigten gut, sondern auch dem Gebäck. Auch das darf länger ruhen, der Teig hat seine Zeit, die er braucht, um sich zu entwickeln. »Liegezeiten, Teigruhe, das gibt den Geschmack. Je mehr Zeit das hat, um sich zu entwickeln, desto besser.« Bäcker Norbert Kiechle greift in den Teig, knetet kleine Klumpen, formt die Brötchen, lässt sie liegen: »Hände, die gehen viel sanfter damit um, die Maschine, die würgt mehr. Alles husch, husch, das kann nichts werden.«

Auch der Hefezopf wird von Hand geschlungen, die Schneckennudeln, und alles bekommt seine Zeit, wie die Brötchen. Hernach kommen sie in den Ofen, manche in den elektrischen, andere in den Holzofen im Keller, und dann nach vorn in den Laden, der auch die angeschlossene Wirtschaft versorgt, in der den ganzen Tag Hochbetrieb herrscht, schon vom frühen Morgen an, wenn die Ersten zum Vesper kommen.

Doch selbst die schöne Stadt Wangen bleibt von den Zeitläuften nicht ganz unberührt. Auch der Fidelisbäck hat expandiert und Filialen eröffnet. Auch der eigensinnige Oberbürgermeister konnte sich nicht vollständig gegen die Billigmärkte wehren: In Wangen gibt es jetzt Aldi, und der Discounter Lidl hat sich ebenfalls angesiedelt, ein »Sündenfall«, gegen den der Bürgermeister machtlos war. So liegt jetzt die Entscheidung beim Souverän, dem Volk: Immerhin gibt es in Wangen die guten Bäcker noch, das Volk kann wählen.

Die traditionelle Art der Versorgung klappt nicht nur im Allgäuer Kleinstadt-Idyll. Selbst chinesische Millionenstädte werden noch auf überraschend traditionelle Weise mit Nahrung beliefert.

Zum Beispiel Chongqing: Ein Moloch, eine Megalopolis wird sie genannt, die Stadt mit 35 Millionen Einwohnern auf der Fläche Österreichs. Sie gilt, nach dem Stadtgebiet, als größte Stadt der Welt. Die Kernstadt hat sechs Millionen Einwohner. Wolkenkratzer, Autobahnen, ein Gewirr von Brücken und Straßen auf Stelzen, in tropischer Hitze. Alte Männer zeigen nackte Bäuche, schöne Chinesinnen mit Sonnenschirm versuchen, die Straße zu überqueren.

Solche Megastädte, so sagen sie bei Nestlé in der Weltzentrale am Genfer See, könne man nur mit Methoden der modernen Food-Industrie ernähren. Mit Konservierungsstoffen haltbar gemacht, transportabel, sicher. Anders ginge es nicht, schon von der Logistik her. Im Jahr 2050 soll die Hälfte der Menschheit in Megacities leben. So gesehen, gehört Nestlé die Zukunft.

Die Logistik haben sie hier im Großmarkt in Chongqing ganz gut im Griff. Autominuten von der City. Auf einer Fläche von der Größe mehrerer

Fußballfelder wird gehandelt. Im Zentrum des Geschehens: Obst und Gemüse. Lastwagen fahren hupend ein und aus, Lastenträger schleppe Körbe. Palaver, Zigarettenrauchen. Hunderte von Tonnen frischer Früchte werden jeden Tag umgeschlagen. Drei solcher Großmärkte gibt es in Chongqing, der Stadt in der Nähe der Drei Schluchten.

Vielleicht 50, oft 100 Lastwagen stehen unter dem riesigen Wellblechdach. Berge von Zwiebeln, Gebinde mit Gurken, Körbe voller Staudensellerie. Es riecht frisch, manchmal scharf, manchmal süß, jetzt gerade nach Blumenkohl. In China hat irgendetwas immer Saison. Hier in Chongqing sind es im Winter die Orangen. Die Früchte im Großmarkt sind daher, jetzt im Sommer, von anderswo angereist. Die Trauben waren 48 Stunden unterwegs, 2000 Kilometer. Die Kiwis zwei Tage und eine Nacht. Die Pfirsiche ein paar Stunden, sie wuchsen 360 Kilometer von hier.

Am Rand kleine Läden, sie verkaufen Zigaretten, Notizblöcke, Getränke. Eine Filiale der Chinesischen Landwirtschaftsbank. Hinten in der Ecke ein umfangreiches Lager für die Körbe, sie stapeln sich bis unters Wellblechdach. Ein großer Truck lädt Blumenkohl und Staudensellerie ab. Wie viel passt da drauf? 25 Tonnen, sagt Herr Zhang aus der Provinz Lan Zho. Er sitzt an der Waage mit wichtigem Gesicht. Ihm gehört der Lastwagen. Wie lang er unterwegs war? »Sechs Stunden«, sagt Herr Zhang.

Der kleine Lieferwagen von Frau Lin hat es nicht so weit, er muss nur in die Stadt, zu einer Schule, dem You Dian College. Die haben eine Mensa, da wird frisch gekocht. Natürlich. Wir sind ja in China. In Chongqing wird überall frisch gekocht. In den kleinen Garküchen an den Straßen kann sogar jeder zusehen. Überall gibt es kleine Läden, Märkte. Chinesen sind große Kulinariker. Und wenn sie auch weltweit für ihre Fälschungen berühmt sind: Beim Essen zu Hause haben sie es gern echt.

Auch die Bauern arbeiten noch traditionell.

Der Weiher der Familie Wei, eine Autostunde außerhalb der Stadt, ist nur zu Fuß zu erreichen. Ein kleines Stück von der Straße, über einen schmalen Weg, kleine Stege, durch Bambuswäldchen, vorbei an Bananenstauden.

Familie Wei lebt auf der ländlichen Seite von Chongqing. Ein chinesisches Land-Idyll, allerdings führt eine kleine Autobahn hindurch, und ab und zu brettern knallgelbe Laster über die Landstraße, laut hupend. Familie Wei wohnt in einer kleinen Ansiedlung, ihre Nachbarn in Rufweite entfernt.

Kleine Gehöfte, jedes hat einen kleinen Vorplatz, worin ein Hund gähnt oder eine Katze sich streckt.

Einer der Bauern hat zwei kleine Ferkel und eine Muttersau, ein anderer hat Hühner, die staksen frei im Bambushain herum. Die Nachbarn der Familie Wei haben einen kleinen Orangengarten, dazwischen watschelt ein Dutzend kleine Enten herum, mit gelbem Flaum, und schnattert wild, wenn es Wasser gibt oder Reis, trocken und ungeschält.

Ein Idyll mit fröhlichen Menschen und glücklichen Tieren, fast trugbildhaft schön. So ganz idyllisch geht es freilich nicht zu, auch die kleinen Bauern sind keine Heiligen, sagen die Experten von Greenpeace in Peking. Aber die kleinen Bauern sind tatsächlich typisch für China – 600 bis 800 Millionen von ihnen soll es noch geben: Sie ernähren das 1,3-Milliarden-Volk.

Selbst für Greenpeace ist das zu kleinbäuerlich: Gerade die kleinen Bauern kippten oft mehr Gift aufs Feld als nötig. Und die chinesische Regierung verlässt sich zwar noch auf die Produktion der Familienbetriebe – aber strebt eher eine industrielle Landwirtschaft nach amerikanischem Muster an, ließ auch die US-Agro-Konzerne ins Land.

Das Beispiel China zeigt: Rein logistisch ist es möglich, selbst das größte Volk der Erde mit traditionellen Methoden zu ernähren. Welcher Weg eingeschlagen wird, wie die Zukunft der Ernährung aussieht, das hängt auch von politischen Entscheidungen ab, und es hängt auch von den Verbrauchern ab.

Die »Macht der Verbraucher«, die die Medien gern bejubeln, gibt es tatsächlich. Die Verbraucher haben, jedenfalls in den Städten, die Wahl zwischen verschiedenen Anbietern, sie können auf den Markt gehen oder in den Supermarkt, sie können die frischen Sachen kaufen oder jene aus der Dose. Vielerorts können sie auch in den Bioladen gehen. Viele Verbraucher könnten den Billigkram ignorieren, eingedenk des fast in Vergessenheit geratenen Grundsatzes »Was nichts kostet, ist nichts wert.«

So halten es die Italiener. In Italien ist Essen eine Frage der Kultur. In Italien gibt es Pasta-Debatten von nationalem Ausmaß, wenn das Staatsoberhaupt eine Teigwarenfabrik besucht und seine Vorlieben öffentlich kundtut. Für viele Restaurantbesitzer ist es eine Frage der Ehre, dass sie die Pasta grundsätzlich nur hausgemacht auf den Tisch bringen, gefertigt von der Großmama.

Die Italiener unterhalten sich abendelang über die schönsten Antipasti, die süßesten Desserts, sie halten ausgiebig Ausschau nach den besten Einkaufsquellen für Schinken und Tomaten, sie prüfen das Gemüse und riechen am Trüffel und fachsimpeln ausführlich über dessen Qualitäten und woran man sie erkennen kann. Der italienische Lebensstil scheint relativ resistent gegenüber den Lockvogelangeboten der Supermarktkultur.

Vor allem Aldi und Lidl, die billigsten der Billighändler, starteten machtvoll zur Eroberung des Südens – und sie scheiterten kläglich: Die Italiener wollten den Ramsch nicht, selbst nach mehreren Jahren blieb der Marktanteil der Discounter am italienischen Lebensmittelhandel bei weniger als 10 Prozent, in Deutschland bei über 40 Prozent. Italiener kaufen lieber auf dem Markt, bei ihren kleinen Händlern, sie kaufen lieber Tomaten, Paprika, Pilze und Parmaschinken als die Sachen aus Dosen, Tüten, Tiefkühltruhe.

Das Gesundheitsbewusstsein der Italiener ist nicht sehr ausgeprägt, ihr Genussstreben dafür umso mehr. Sie geben für Nahrungsmittel viel Geld aus, um die 20 Prozent ihres Einkommens (ohne Gaststättenbesuche und Getränke), die Deutschen nur knapp 12 Prozent. Dafür geben die Italiener sehr wenig für medizinische Behandlung aus, nur 1800 Euro pro Kopf des Bruttoinlandsprodukts. Deutschland liegt bei 2800 Euro, die USA bei 4200 Euro. Dabei ist das Geld im Restaurant und auf dem Markt besser angelegt als im Operationssaal. Denn die Italiener liegen mit ihrer Lebenserwartung europaweit mit 81,4 Jahren an der Spitze, die Deutschen im Mittelfeld, mit 79,8 (die Amerikaner liegen bei nur 77,8 Jahren).

Italienische Rezepte als Rezepte für ein langes Leben?

So einfach ist es vielleicht nicht. Aber tatsächlich haben ja Wissenschaftler in aller Welt die Wirksamkeit der italienischen Küche zur Vorbeugung gegen allerlei Leiden nachgewiesen, vom Herzinfarkt bis zum Krebs.

Das ist das echte Essen, fern der industriellen Parallelwelt.

Gesunde Genüsse: Die Menschen wissen das zu schätzen. Und so hat der weltweite Erfolg italienischer Restaurants mancherorts zu einem Aufschwung der Küchenkultur geführt. Überall bekochen Italiener ihre Fans, immer mehr italienische Feinkostgeschäfte sorgen für feine, schmackhafte Waren, auch wenn die manchmal ein bisschen teurer sind. Und sie werden so zum Vorbild für andere Händler und Erzeuger, die Lebensmittel mit Qualität und Geschmack anbieten.

So gibt es bald überall feine Speisen wie Spaghetti mit Steinpilzen, vielleicht einmal eine piemontesische Schinkenmousse mit Trüffeln, ein Spargelrisotto, einen glücklichen Gockel in Barolo. Oder einen Coq au Riesling vom Hohenloher Hahn, einen Festtagsbraten vom Salzwiesenlamm. Danach ein Tiramisu, einen Espresso. Das macht auf jeden Fall Freude.

Essen ist schließlich lebenswichtig und verdient daher die allergrößte Wertschätzung.

Und zudem macht es Spaß, jeden Tag des Lebens.

11 Literatur

G. Arnim: Essen. Kleine Philosophie der Passionen. München. Deutscher Taschenbuch Verlag, 1998

A. Baumgartner/H. Schwab: Lebensmittelassoziierte, mikrobiell bedingte Erkrankungen. In: Bundesamt für Gesundheit (Hrsg.): Vierter Schweizerischer Ernährungsbericht. Bern, 1998

U. Beck: Risikogesellschaft. Auf dem Weg in eine andere Moderne. Frankfurt: Suhrkamp, 1986, Neuauflage, 2007

U. Beck: »… und wie halten wir es nun mit dem Rindfleisch? Die neuen Risiken und die Schwierigkeiten des Handelns«. Neue Züricher Zeitung 16./17. Januar: 55–56, 1999

U. Beck: Weltrisikogesellschaft: Auf der Suche nach der verlorenen Sicherheit. Frankfurt: Suhrkamp, 2007

R. Béliveau/D. Gingras: Krebszellen mögen keine Himbeeren. Nahrungsmittel gegen Krebs. München: Kösel, [11]2007

C. P. W. Bennet et al.: The Shipley Project – treating food allergy to prevent criminal behaviour in community settings. Journal of Nutrition & Environmental Medicine 8: 77–83, 1998

M. Berger (Hrsg.): Diabetes mellitus. München: Urban und Schwarzenberg, [2]2000

K. Beyreuther et al.: Consensus meeting: monosodium glutamate – an update. Eur. J. Clin. Nutr. 61 (3): 304–313, 2007. Erratum in: Eur. J. Clin. Nutr. 61 (7): 928, 2007

H. K. Biesalski et al.: Na-Glutamat, Eine Standortbestimmung. Aktuelle Ernährungs-Medizin 22: 169–178, 1997

J. Bockemühl et al.: Zur Situation der Infektionen des Menschen durch enterohämorrhagische Escherichia coli (EHEC) in Deutschland 1997. Bundesgesundheitsblatt 41/Sonderheft: 2–5, 1998

Bundesamt für Gesundheit (BAG): Gruppenerkrankungen (Ausbrüche) mit mikrobiell kontaminierten Lebensmitteln in der Schweiz, 1994–2006. Bern: Bulletin 32/4. August 2008

Bundesinstitut für Risikobewertung (BfR): Hohe Gehalte an Zitronensäure in Süßwaren und Getränken erhöhen das Risiko für Zahnschäden. Stellungnahme des BfR vom 9. Januar 2004

Bundesinstitut für Risikobewertung (BfR): Hohe Gehalte an Zitronensäure in Süßwaren und Getränken erhöhen das Risiko für Zahnschäden. Aktualisierte Stellungnahme Nr. 006/2005 des BfR vom 9. Januar 2004 (aktualisiert am 24. Februar 2005)

B. Caballero/B. M. Popkin: The Nutrition Transition: Diet and Disease in the Developing World. Burlington, Mass.: Academic Press Inc., 2002

T. Colborn et al.: Die bedrohte Zukunft. Gefährden wir unsere Fruchtbarkeit und Überlebensfähigkeit? München: Droemer Knaur, 1996

Deutsche Forschungsgemeinschaft: Lebensmittel und Gesundheit. Sammlung der Beschlüsse, Stellungnahmen und Verlautbarungen aus den Jahren 1984 bis 1996. Herausgeber: Senatskommission zur Beurteilung der gesundheitlichen Unbedenklichkeit von Lebensmitteln. Weinheim: Wiley-VCH, 2000

B. Deplancke et al.: Gastrointestinal and microbial responses to sulfate-supplemented drinking water in mice. Exp. Biol. Med. (Maywood) 228 (4): 424–433, 2003

C. Doeg: Crisis Management in the Food and Drinks Industry. A practical approach. London: Chapmann & Hall, 1995

M. Ellen: Der fliegende Pfannkuchen, 999 praktische und ungewöhnliche Küchentips für sie und ihn. München/Zürich: Delphin Verlag, 1981

A. Epp et al. (Hrsg.): Formen und Folgen behördlicher Risikokommunikation. BfR-Wissenschaft 2008;01. Berlin: Bundesinstitut für Risikobewertung, 2008

Europäische Kommission: Bericht der Kommission über die Aufnahme von Lebensmittelzusatzstoffen in der Europäischen Union. KOM (2001) 542. Brüssel: Europäische Union, 2001

N. Fox: Spoiled. Why our food is making us sick and what we can do about it. New York: Penguin Books, 1997

L. M. Gibbs: Dying from Dioxin. A citizen's guide to reclaiming our health and rebuilding democracy. Boston: South End Press, 1995

M. J. Glade: Food, nutrition, and the prevention of cancer: a global perspective. American Institute for Cancer Research/World Cancer Research Fund, American Institute for Cancer Research, 1997. Nutrition 15 (6): 523–526, 1999

D. P. Goldman et al.: Food Prices and the Dynamics of Body Weight (June 2009). NBER Working Paper No. w15096

H.-U. Grimm: Der Bio-Bluff. Der schöne Traum vom natürlichen Essen. Stuttgart: Hirzel, ³2010

H.-U. Grimm: Die Ernährungslüge. Wie uns die Lebensmittelindustrie um den Verstand bringt. München: Droemer Knaur, 2003

H.-U. Grimm: Die Kalorienlüge. Stuttgart: Dr. Watson Books, 2008

H.-U. Grimm: Die Suppe lügt. Die schöne neue Welt des Essens. Stuttgart: Klett-Cotta, 1997, Aktualisierte Neuausgabe, 2005

H.-U. Grimm: Echt künstlich. Das Dr. Watson Handbuch der Lebensmittel-Zusatzstoffe. Stuttgart: Dr. Watson Books, 2007

H.-U. Grimm: Katzen würden Mäuse kaufen. Schwarzbuch Tierfutter. Wien: Zsolnay Verlag und Deuticke, 2007

H.-U. Grimm: Leinöl macht glücklich. Das blaue Ernährungs-Wunder. Stuttgart: Dr. Watson Books, ⁵2009

M. Gülden et al.: Substanzen mit endokriner Wirkung in Oberflächengewässern. Umweltbundesamt Forschungsber. 102 04 279. UBA-Texte 46/97. Berlin, 1997

D. Heimann et al.: Weg mit dem Fett: der neue Weg, um satt abzunehmen. Köln: Egmont Vgs., 1998

I. Hofmann/A. Hilgers: Food Intolerance. Die neu entdeckte Krankheit. München: Mosaik-Verlag, 1997

M. M. Huycke/H. R. Gaskins: Commensal bacteria, redox stress, and colorectal cancer: mechanisms and models. Exp. Biol. Med. (Maywood) 229 (7): 586–597, 2004

R. Kluthe/H. Kasper (Hrsg.): Süßwaren in der modernen Ernährung. Ernährungsmedizinische Betrachtungen. Stuttgart: Thieme, 1999

W. Kollath: Der Vollwert der Nahrung. Nachdruck der Gesamtausgabe. Heidelberg: Haug Verlag, 1983

M. A. Neill et al.: Escherichia coli. In: Foodborne Disease Handbook; 1. Diseases Caused by Bacteria. New York/Basel/Hongkong: Marcel Dekker Inc., 1994

K. Oberbeil/C. Lenz: Obst und Gemüse als Medizin. München: Südwest Verlag, ³1997

U. Pollmer et al.: Vorsicht Geschmack. Was ist drin in Lebensmitteln? Stuttgart/Leipzig: Hirzel, 1998

Prosecutions Review, Second Edition: Court Reports 1996/1997. Incorporating: Health & Safety; Environmental; Farming; Fishing; Food. Sudbury, Suffolk: Monitor Press, 1997

I. Reinecke/P. Thorbrietz: Lügen, Lobbies, Lebensmittel. Wer bestimmt, was Sie essen müssen. München: Kunstmann, 1997

J. Rifkin: Das biotechnische Zeitalter. Die Geschäfte mit der Genetik. München: Bertelsmann, 1998

H.-C. Röglin: Kommunikation in Sachen Lebensmittel – Überwindung der Sprachlosigkeit. In: In Sachen Lebensmittel. Jahrestagung '96. Ansprachen und Vorträge anlässlich der Mitgliederversammlung 31. Mai 1996 in Bonn-Bad Godesberg. Schriftenreihe des Bundes für Lebensmittelrecht und Lebensmittelkunde e. V. 125. Bonn, 1996

S. Ryser et al.: Streiflichter der Gentechnik. Basel: F. Hoffmann-La Roche AG, ³1997

F. M. Smith et al.: A characterization of anaerobic colonization and associated mucosal adaptations in the undiseased ileal pouch. Colorectal Dis. 7 (6): 563–570, 2005

3. Statusseminar Chemikalien in der Umwelt mit Wirkung auf das Endokrine System: Wissenschaftliche Grundlagen der Bewertung und Regulierung. Veranstaltung: Harnack-Haus, Berlin, 2. Juni 2005. Stuttgart: Fraunhofer IRB Verlag, 2005

B. Tappeser et al.: Globalisierung in der Speisekammer. Auf der Suche nach einer nachhaltigen Ernährung. Herausgegeben vom Öko-Institut e. V. Institut für angewandte Ökologie. Freiburg: Öko-Institut, 1999

A. M. Thow/C. Hawkes: The implications of trade liberalization for diet and health: a case study from Central America. Globalization and Health 5: 5, 2009

E. C. C. Todd: Surveillance of Foodborne Disease. In: Foodborne Disease Handbook; 1. Diseases Caused by Bacteria. New York/Basel/Hongkong: Marcel Dekker Inc., 1994

H.-U. Treichel: Der Verlorene. Frankfurt: Suhrkamp, 1998

J. Vandemeulenbroucke: De hormonenmaffia. Antwerpen: Hadewijch, 1993

M. Watts: Poisons in Paradise: Pesticides in the Pacific. Greenpeace Pacific Campaign. Auckland/Neuseeland. Greenpeace, o. J.

C. Weeramantry: Nauru – environmental damage under international trusteeship. Melbourne: Oxford University Press, 1992

C. L. Willis et al.: Nutritional aspects of dissimilatory sulfate reduction in the human large intestine. Curr. Microbiol. 35 (5): 294–298, 1997

Wissenschaftlicher Beirat der Bundesregierung, Globale Umweltveränderungen: Welt im Wandel: Strategien zur Bewältigung globaler Umweltrisiken. Jahresgutachten 1998. Berlin: Springer, 1999

World Health Organization: Safety and nutritional adequacy of irradiated food. Nonserial Publication. Genf, 1994

World Health Organization: Diet, nutrition and the prevention of chronic diseases. Report of the joint WHO/FAO expert consultation. WHO Technical Report Series No. 916 (TRS 916). Genf, 2003

N. Worm: Diätlos glücklich. Abnehmen macht dick und krank. Genießen ist gesund. Stuttgart: Hallwag, 1998

B. Wüthrich: Allergien auf Fleischeiweiße bei Erwachsenen. Allergologie 19: 130–134, 1996

Register

A

Actimel 132 f., 140, 145
Aldi 23 ff., 163, 166
Allergene 17
Anabolika 109
Analogkäse 123
Antibiotika 75, 128 f.
Antibiotikaresistenz 90 ff.
Antifettpille 146
Antioxidationsmittel 43
Anti-Supermarkt-Politik 162 f.
Aromen 30 ff., 49, 71, 117, 123

B

Bayer 101 f., 129
Bestrahlung 130
Bigarol BonaromP 71
Bigarol TroparomL 70
Biobauer 153
Bioladen 165
Bio-Landwirtschaft 152 f.
Bio-Lebensmittel 149 f., 153
Bio-Verteidigung 12
Bisphenol A (BPA) 97, 101–104, 103
Botox 24
Botulismus 23–26
Bovine spongiforme Enzephalopathie 66
Bruno Fischer 121
BSE 15, 21, 31, 66, 71 f., 87 f., 107 f.

C

Calcium 82
Calciummangel 84
Campina 69, 102
Campylobacter coli 72
Campylobacter jejuni 72
Campylobacter 72 f., 129
Catering-Industrie 36–40, 43 f., 46, 49
Cheeseburger 8 f.
China 15, 60 ff., 149 f., 163 f.
Clenbuterol 106, 109
Clostridium botulinum 23–26
Coca-Cola 15, 17, 29, 52, 62 f., 82 ff., 110, 140, 145
Colitis ulcerosa 30

Contergan 126
Convenience-Produkte 41, 47 f., 128
Creutzfeldt-Jakob-Krankheit 66, 107

D

Danone 120, 124, 132 f., 140 f., 143, 145
Darm 23
Darmentzündung 30 f.
Darmverschluss 23
Designerfette 157
Designernahrung 124
Diabetes 17, 20, 52 f., 56 f., 60 ff., 85, 122, 147
– in China 60 ff.
– in Fidschi 62 f.
– in Nauru 59
Dialyse 57
Dickmacher 96, 157
Diethylstilboestrol (DES) 109
Dioxin 65, 67 ff.
Dr. Oetker 86, 145
Durchfall 8, 24, 36, 73
Dussmann 43 f., 46 f.

E

E. coli 74–77, 79, 91 f., 127 ff.
E.-coli-Bakterien 11, 13, 18, 21, 27, 73 f.
E.-coli-Infektionen 9
E. coli 0157:H7 9 f., 74 f., 91
Edeka 106, 108
EHEC 9, 75–79
Ehrmann 120
Emulgatoren 123
E-Nummern 29
Erbrechen 24, 36
Erdbeeren 104, 120 f.
Erdnussbutter 17
Escherichia coli siehe E. coli
ETO 49

F

Faktorenkrankheiten 11
Fanta-Limonade 15, 83, 86
Farbstoffe 43, 96
Fastfood 39, 61, 135
Ferrero 86, 127, 140 f.
Fertignahrung 113, 119
Fettleibigkeit 56, 59

Fleischproduktion 105
Food Desert 114 ff.
FruchtZwerge 120, 140, 145
Functional Food 131

G

Gemüse 117 f., 164
Gene, springende 81 f.
Genmais 88 ff.
Genmanipulation 93
Gentechnik 88–93, 124
Gentechnik-Gesetz 88
Geschmacksstoffe 14, 31
Geschmacksverstärker 43, 54, 88,
 123, 143
Globalisierung 7, 11, 14–17, 28, 30, 53 ff.,
 118, 123, 127, 1549–152, 157
Glutamat 53, 143
Gummibärchen 147

H

Hackfleisch 13, 37
Haltbarkeit 122 f.
Hamburger 7 f., 10, 19 f., 135
Hamburger-Krankheit 9
Hämolytisch-urämisches Syndrom
 (HUS) 75
HerbaromL 70
Herzleiden 17
Hightech-Erzeugnisse 16
Hipp Früchte-Tee 86
Hoechst 128
Hoffmann-La Roche 110, 146
Hohenheimer Konsensusgespräche 143 f.
Hormonchemikalien 97
Hormone 60, 99 f., 105 ff., 109 ff.
– künstliche 95 ff.
Hormonhandel 106
Hormonhaushalt 105
Hormonveränderungen 97
Hühner 72 f.
Hühnerstall 73
Hygiene 8, 15 f., 38, 72, 77 f.
Hygienestandards 8, 15 f.

I

Immunstörungen 124
Immunsystem 88, 117

Industrienahrung 8, 54, 85, 113 ff., 122
Isononylphenol 102

J

Jacobs 140
Junk Food 30, 61, 126

K

Kantinenessen 35–40, 46 f., 154
Kartoffeln 121 f.
Kartoffelpüree 121
Kastration, chemische 99
Kaufhalle 106
Kaufhof 106, 108
Keksteig 10
Kindergärten, Verpflegung 40 f.
Kinder-Schokolade 86
Knochendichte 82
Knochenschwund 82, 86, 131
Knorr 45, 86, 127, 140
Konservierung 29
Konservierungsstoffe 14, 43, 123, 128 f.,
 150 f., 163
Kraft Foods 140
Kraftfutter 68, 70
Krankenhäuser, Verpflegung 41 ff.

L

Lactobacillus acidophilus 1 132
Lactococcus lactis 92
Landliebe 69, 102, 120, 127
Landwirtschaft, biologische 152 f.
Langnese 140, 145
Lebensmittel, Bio- 149 f., 153
–, Qualität 116
Lebensmittelindustrie 19
Lebensmittelvergiftung 12, 38
Lebensmittelwüste 114 f.
Lebensmittelzusätze 17
Lidl 106, 108, 163, 166
Listerien 129

M

Maggi 53 f., 86, 127
Mangelernährung 114, 122
Mars-Riegel 29, 85
Massenproduktion 150
–, weltweite 11

Massentierhaltung 11, 36, 72 f., 76, 128 ff.
Mastdrogen 106
McDonald's 9, 17, 32, 34, 59, 73, 135 f.
Melitta 102
Metro 106, 108
Milchaustauscher 71 f.
Milka 140
Milupa 141
Milupino Kinder-Milch 141 f.
Mineralwasser 102
Missbildungen 97 ff.
Monsanto 88 f., 129, 145
Müller-Molkerei 127, 132 f.

N

Nährstoffmangel 124
Nahrung, Zukunft 149 ff.
Nahrungsindustrie 122, 136
–, globalisierte 11
Nahrungsproduktion, globale 14
Nahrungsrisiken 7
Nahrungswüste 114 f.
Nauru 57 ff.
Nestlé 10, 15, 17, 22, 32, 43, 45, 54, 109 f., 120, 123 f., 127, 129, 131 ff., 140 f., 143, 163
Nestlé LC1 132 f.
Noradrenalin 72
Nutella 86
Nutrition-Transition 17, 53
Nutztierhaltungsverordnung 73

O

Obst 117 f., 122, 164
Öko-Branche 150
Öko-Viehfutter 149
Omega-3-Fettsäuren 115
Osteoporose 82, 84, 131

P

Pepsi 140
Pesterreger 92
Pestizide 154
PET-Flaschen 103
Pfanni 45, 121, 140
Pfunds-Kur 146
Phosphat 57 f.
Phosphorsäure 83 f.

Pilzgifte 27
Plastikflaschen 102 f.
Pringles-Kartoffelchips 15, 63, 140
Procter & Gamble 15, 140
ProCult 132 f.
Pubertät, verfrühte 95 f.

Q

Quecksilber 27

R

Raiffeisen 68, 79
Rama 86, 140
Raucharoma 31 ff.
Rauchgeschmack 31
REWE 106, 108
Rinderwahn 66, 87

S

Salmonella enteritidis 36 f.
Salmonellen 13, 15, 21, 27, 31, 35–40, 43, 72 f., 127–130, 130
Schadensersatz 12
Schwartau 141
Schwefelverbindungen 29 f.
Sehstörungen 24
Selbstkontrollmechanismen 16
Smoothies 119
Softdrinks 83, 156 f.
Solvay 69
Springende Gene 81 f.
Staphylokokken 129
Stockmeyer 108
Stress 72 f.
Stresshormon 72
Sulfite 29, 33
Supermärkte 19, 113, 118 f.

T

Tengelmann 102, 106, 108
Tierfutter 65 ff., 69 f.
–, artwidriges 65 ff.
Tierhaltung 66
Tiermehl 66, 71
Tierversuche 31
Tomate, matschfeste 90
Tonga 51 ff.
Trans-Fettsäuren 157

Trenbolon 111
Trinkwasser 75 f.

U

Übelkeit 24, 36
Übergewicht 17, 52, 60, 88, 97, 114, 122, 124, 131
Umwelthormone 102
Unilever 137 f., 140, 143, 145

V

Verzehrsstudie 33
Viehdoping 106
Vitamin C 121 f., 126, 130
Vitamine 117, 121, 124, 127, 130, 142 f.
–, künstliche 125 f., 141 f.

W

Warnhinweise auf Lebensmitteln 155 f.
Weichmacher 103
Weight Watchers 143
Werbung 66, 132 f., 135–140, 142
Wrigley's 140

X

Xenical 146

Y

Yersinia pestis 92

Z

Zitronensäure 83, 85 f., 155 f.
Zitruspellets 68, 70
Zusatzstoffe 14, 29, 31, 33, 43, 48 f., 83, 85 f., 88, 92

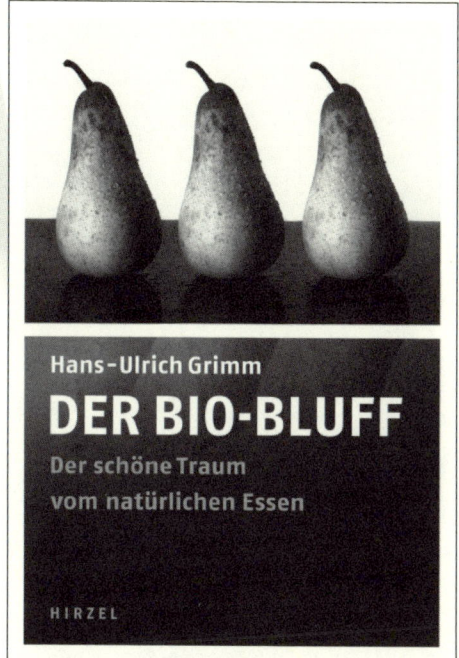
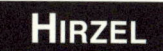